„Suche Stunden der Sammlung, damit die Seele zu dir sprechen kann."
(Zitat: Albert Schweitzer)

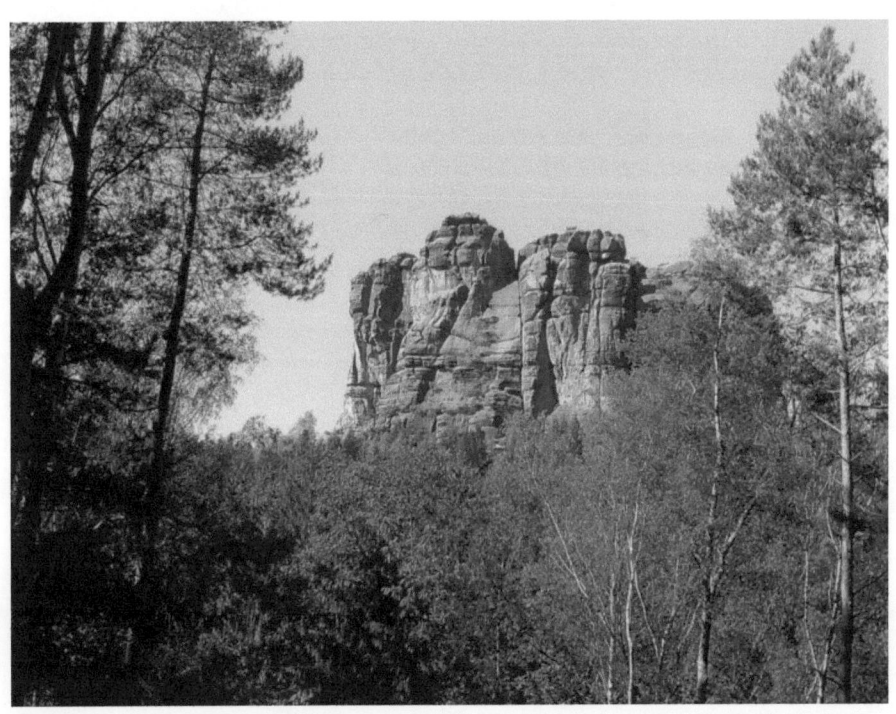

Sächsische Schweiz

O liebliche? Idyll, du deutsche Schweiz, am schönen Elbestrande,
wie schlägt doch stets dein Liebesreiz, mich neu in Zauberbande!

So hab' hinab von der Bastei, als Jüngling ich geblicket,
mich an der Fernsicht, hehr und frei, begeistert und entzücket!

So blick' bewundernd ich noch heut, das Aug' will satt nicht werden,
es hat mich wenig so erfreut, als dieses Bild auf Erden.

Der Königs- und der Lilienstein schau'n sagenreich hernieder"
der König wollt' die Lilie frei'n, so melden alte Lieder,

Da strömet durch das Polenztal, der Bach mit holdem Rauschen,
das Laub ist dicht, der Pfad ist schmal, wie selig, so zu lauschen!

Im Bielagrunde rauscht's und blinkt es wie aus tausend Bronnen,
daraus entzückt der Wand'rer trinkt, drin sich die Buchen sonnen.

Und dir, vom „Brand" entzückend' Bild, voll ungeahnter Schöne,
das Tümmels Dichterherz erfüllt, des Dankes Lob ertöne!

Und unten in dem Edmundsgrund, welch' märchenhaft' Erzählen!
Es lauscht der Wald in weitem Rund, will ja kein Wort verfehlen.

Hoch oben hat das Prebischtor, gigant'sche Hand gebauet,
der weite Himmel draus hervor, iIn ew'ger Ruhe blauet.

Und unten an der Elbe Strom, mein Schandau, reizumflossen,
wie ein idyllisches Phantom, von Anmut übergossen,

Der Schlüssel all' der Herrlichkeit, der liebsten mir auf Erden,
denn nimmermehr wird weit und breit, ein Ort mir lieber werden.

Hugo Lissauer (aus der Sammlung Reiselieder)

Eckart Warnecke

Wandern als Meditation

‚Der Malerweg'

(Ein Erlebnistagebuch)

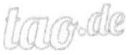

© 2017 tao.de in J. Kamphausen Mediengruppe GmbH, Bielefeld

Autor: Eckart Warnecke
Umschlag-Layout: Nicole Katharina Schober
Printed in Germany

Verlag: tao.de in J. Kamphausen Mediengruppe GmbH, Bielefeld ·
www.tao.de

Bibliographische Information der Deutschen Nationalbibliothek: Die Deutsche Nationalbibliothek verzeichnet diese Publikation in der Deutschen Nationalbibliographie; detaillierte bibliographische Daten sind im Internet über http://dnb.de abrufbar.

ISBN
Paperback: 978-3-96051-852-5
Hardcover: 978-3-96051-853-2
e-Book: 978-3-96051-854-9

Das Werk, einschließlich seiner Teile, ist urheberrechtlich geschützt. Jede Verwertung ist ohne Zustimmung des Verlages und des Autors unzulässig. Dies gilt insbesondere für die elektronische oder sonstige Vervielfältigung, Übersetzung, Verbreitung und öffentliche Zugänglichmachung.

Inhalt

Unterwegs auf den Spuren alter Künstler... 7
Auf der Suche nach der eigenen Mitte... 9
Freude an Bewegung statt Burnout und Stress..................................... 12
Den ‚Geist' beruhigen durch Wandern.. 14
Wie plant man so was?.. 17

Lust auf Besinnlichkeit - *Die Tagesetappen im Einzelnen*

Der 1.Tag: Vom Liebethaler Grund bis nach Wehlen
+ Bevor es losgeht: Gedanken und Abläufe vor dem Aufbruch......... 23
+ Unterwegs sein – Gedanken und Eindrücke ‚ungefiltert'................. 25
+ Nach Ende der Etappe: Hinterher ist man schon ein bisschen 30

Der 2.Tag: Von Wehlen bis ins Polenztal bei Hohnstein
+ Bevor es losgeht: Gedanken und Abläufe vor dem Aufbruch......... 31
+ Unterwegs sein – Empfindungen und Eindrücke ‚ungefiltert'.......... 34
+ Am Ende der Etappe scheint alles irgendwie einfach..................... 40

Der 3.Tag: Vom Polenztal bei Hohnstein bis Ostrauer Mühle
+ Gedanken und Abläufe bevor es heute losgeht............................... 43
+ Unterwegs sein – Empfindungen und Eindrücke ‚ungefiltert'.......... 44
+ Nach einer Etappe ist man immer ein bisschen schlauer.............. 52

Der 4.Tag: Von der Ostrauer Mühle zur Buschmühle
+ Bevor es losgeht: Gedanken und Abläufe vor dem Aufbruch......... 55
+ Unterwegs sein – Empfindungen und Eindrücke ‚ungefiltert'.......... 61
+ Nach der Etappe: Man ist wieder so ein bisschen schlauer.......... 68

Der 5.Tag: Ab Buschmühle bis nach Schmilka (Grenze)
+ Bevor es heute losgeht: Gedanken und Abläufe vor dem............. 71
+ Unterwegs sein – Empfindungen und Eindrücke ‚ungefiltert'.......... 72
+ Nach der Etappe ist man immer schlauer als vorher...................... 82

Der 6.Tag: Von Schmilka bis zum Kurort Gohrisch
+ Bevor es losgeht: Man kennt sich mehr und mehr aus................. 85
+ Unterwegs sein – Empfindungen und Eindrücke ‚ungefiltert'.......... 89
+ Auch nach dieser Tagestour ist man wieder etwas schlauer........ 97

Der 7.Tag: Vom Luftkurort Gohrisch bis nach Weißig
+ Schon heute Morgen: Woher kommt diese Zufriedenheit?............. 99
+ Unterwegs sein – Empfindungen und Eindrücke ‚ungefiltert'........ 102
+ Nach Heute beginnt noch mehr das Loslassen............................. 109

Der 8.Tag: Von Weißig bis zum Canaletto-Haus in Pirna
+ Am Morgen: Philosophische Aspekte vor dem letzten Aufbruch... 111
+ Unterwegs sein – Empfindungen und Eindrücke ‚ungefiltert'........... 117
+ Nach der Etappe: Am Ende findet man das Ende nicht................ 128

Der 9.Tag: Liebethaler Grund bis ‚irgendwo'
+ Bevor es losgeht: Am letzten Tag ist alles anders......................... 133
+ Unterwegs sein – Das Ende der Tour vor Augen........................... 136
+ Abschlussgedanken: „Jedem Anfang wohnt das Ende inne".......... 142

Über den Autor.. 143
Ort der Unterkunft.. 144
Übersicht über andere Bücher des Autors...................................... 145
Textauszüge aus Reiki – Die Zukunft liegt in dir............................ 148
Bilderverzeichnis & Danksagung... 151

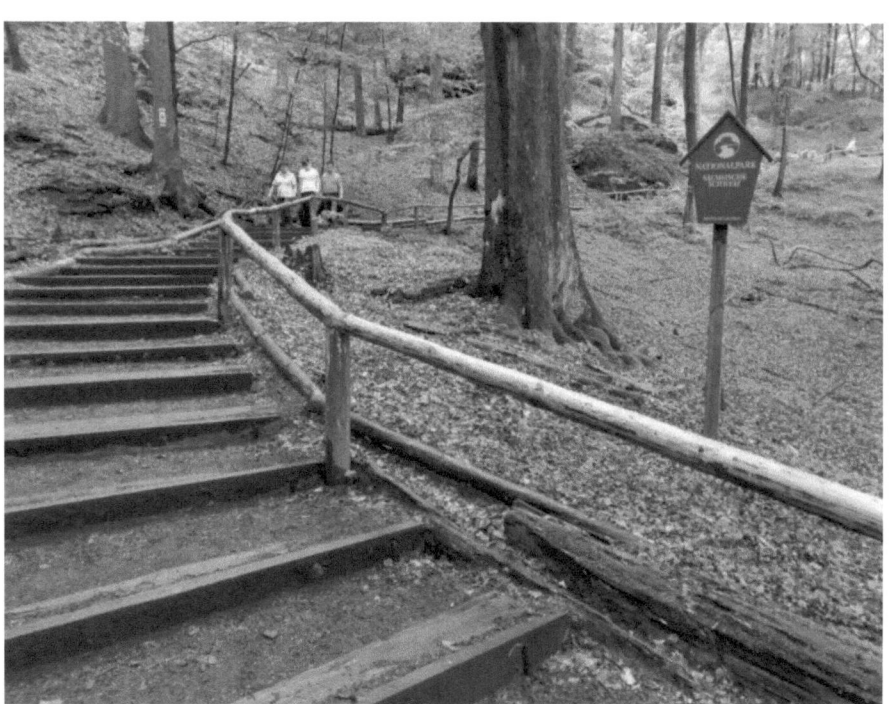

Unterwegs auf den Spuren alter Künstler

„Am liebsten würde ich die Tour gleich noch mal machen wollen". Dieser Gedanke kam mir immer mehr in den Sinn, als sich der achte Tag meiner Wanderungen auf dem Malerweg in der Sächsischen Schweiz dem Ende zuneigte. Denn die wunderbaren Erfahrungen und täglich neuen Eindrücke mit den herrlichen Wäldern, den grauen Felsformationen, den plätschernden Bächen und der Freude an der Bewegung während dieser Zeit waren so eindrucksvoll und sinnstiftend, dass ich immer mehr Wehmut entwickelte, je mehr ich mich den letzten Kilometern entlang der Elbe in Richtung Pirna näherte; am liebsten noch eine Woche dranhängen, was leider zeitlich nicht machbar war.

Aber weshalb spreche ich hier überhaupt von den ‚Künstlern' und warum hat man den Namen ‚Malerweg' für diese 120 Kilometer lange Wanderung rund um die Ortschaft Bad Schandau herum, dem lieblichen Zentrum der Sächsischen Schweiz, gewählt? Hierzu muss man wissen, dass die Zahl der Maler, die von dieser faszinierenden Landschaft angezogen wurden, sehr lang ist. So war es Johann Thiele, der bereits in der ersten Hälfte des 18. Jahrhunderts dazu beigetragen hatte, die Schönheit und Romantik des Elbsandsteingebirges bekannt zu machen. Später war es dann Bernardo Bellotto, der unter seinem Künstlernamen ‚Canaletto' in seinen Zeichnungen neben Landschaftsaspekten besonders die Festungen Königstein und Sonnenstein, sowie *‚Den Marktplatz von Pirna"* (1753) festhielt.

Dem Schweizer Maler Adrian Zingg, der unter anderem Ende des 18. Jahrhunderts die *‚Ostrauer Mühle bei Bad Schandau*' schuf, folgten Franz Stadler *(‚Luck-Mühle im Liebethaler Grund',* um 1800), Capt. Batty E. Goodall (*‚Wehltürme überm Wehlgrund,* 1825), Adrian Ludwig Richter

(‚*Schmilkaer Mühle*') und andere Romantiker, wie Ernst Ferdinand Boehme (‚*Blick auf die Sächsische Schweiz*', 1840). Zum bekanntesten Maler allerdings wurde Caspar David Friedrich, der nicht nur 1823 seine ‚*Felsenlandschaft im Elbsandsteingebirge*' schuf, sondern schon fünf Jahre zuvor eines seiner bekanntesten und ausdrucksprächtigsten Gemälde, seinen ‚*Wanderer über dem Nebelmeer*' entworfen hatte, dessen Felsenvorlage heute noch sehr gut in der Nähe der Ortschaft Schöna zu besichtigen ist. Und dass sich Richard Wagner durch die Schönheit der Gegend zu Lohengrin inspirieren ließ, sagt wohl ein Übriges.

Nun wieder zurück zu mir. Ich hatte mir also auf den letzten Kilometern angesichts des aufkommenden Abschiedsschmerzes dann doch einen kleinen Kompromiss abringen können. Auf meiner Heimfahrt würde ich am Liebethaler Grund einen nicht geplanten Zwischenstopp einlegen, meine Wanderschuhe für ein letztes Mal rausholen und noch mal ein Stück auf derjenigen Strecke entlangwandern, auf der ich vor acht Tagen gestartet war und die mich sofort in ihren Bann gezogen hatte. Es müsste ja nicht die ganze erste Etappe sein, aber zumindest die ersten Kilometer noch mal sehen, entlangschlendern in der Beschaulichkeit der verzaubernden grünen Schlucht mit dem kleinen Flüsschen Wesenitz - ja das wäre doch schön. Somit würde meine Wanderung dort enden, wo sie angefangen hatte.

Ein meditativer Abschied auf Raten also, zufrieden und entspannt - und so geschah es dann auch. Und demzufolge konnte ich am Ende meines Urlaubs bezogen auf die Rückkehr zur ersten Etappe, die ja auch gleichzeitig meine letzte für diesen Urlaub sein sollte, verbunden mit einem berührenden Wiedersehen, sagen: ich verabschiede mich dort, wo es angefangen hatte, oder philosophisch ausgedrückt: „*Jedem Anfang wohnt ein Ende inne.*"

Auf der Suche nach der eigenen Mitte

> *„Die beiden schönsten Dinge sind die Heimat, aus der wir stammen, und die Heimat, nach der wir wandern."*
> (Johann Heinrich Jung-Stilling)

Man muss gar nicht unbedingt auf dem Jakobsweg unterwegs sein, um Stress bei sich abzubauen oder zu versuchen, zu sich selbst zu finden. Eine sehr gute Alternative ist, wie ich finde, das Wandern auf dem Malerweg. *„Malerweg, nie gehört."* Kann ich verstehen, denn auch mir war die Gegend im Hinterland von Dresden lange Zeit kein Begriff. Nun musste ich erst 60 werden, um Interesse an dieser Gegend zu finden. Und diese Gegend heißt ‚Sächsische Schweiz' – mitten darin die Elbe.

> *„O liebliche? Idyll, du deutsche Schweiz, am schönen Elbestrande, wie schlägt doch stets dein Liebesreiz, mich neu in Zauberbande!"*
> (Vers aus dem Gedicht von Hugo Lissauer – Seite 3)

Warum mache ich mir überhaupt diese Mühe und investiere Zeit und Energie, um dieses Buch herauszubringen? Einerseits habe ich ganz einfach Freude daran, zu schreiben und andererseits soll es Hilfe und Anregung für andere sein; besonders für diejenigen, die den Wunsch haben, sich aus dem hektischen Alltag herauszulösen, nach Entschleunigung suchen, die sich einen Tapetenwechsel erwünschen und die Arbeitsstress und Anforderungen für eine Weile hinter sich lassen wollen. Und die stattdessen Sehnsucht haben nach Ruhe, heiler Natur und Ausgeglichenheit – oder anders ausgedrückt, für diejenigen, die wieder ihre eigene Mitte finden wollen.
Denn obwohl die Regierung immer wieder anführt, uns Deutschen würde es so gut gehen, wie noch nie in den

letzten sechzig Jahren, gehen heutzutage viele Menschen auf dem Zahnfleisch. Bei mir in meiner psychotherapeutischen Praxis leiden mehr als 80 Prozent meiner Patienten unter stressbedingten Symptomen. Die Krankenkassen beklagen schon lange, dass Depressionen zu einer wahren Epidemie geworden seien.

Warnzeichen werden in den meisten Fällen allerdings erst einmal verdrängt. Manchmal merken zwar Außenstehende, dass mit jemandem etwas nicht stimmt, nur leider will dies der Betroffene nicht hören. Das heißt, wir verdrängen negative Anzeichen so lange es geht, weil wir Angst davor haben, uns die Wahrheit einzugestehen.

Angst vor der Erkenntnis, dass wir womöglich nicht mehr so ‚cool' und voller ‚energy' sind, wie wir das gern sein wollen; dass es uns stattdessen nicht gut geht, dass wir uns leer fühlen, dass wir nicht so leben, wie wir dies erhofft hatten. Eine Burnout-Erkrankung kommt nicht über Nacht, sondern ist Resultat einer oft jahre-, manchmal jahrzehntelangen körperlichen wie auch seelischen Überforderung, die sich jedoch schleichend und zumeist unbemerkt vom Betroffenen vollzieht.

Der erste Fehler, den man nicht machen sollte, wenn man merkt, dass irgendetwas mit einem nicht in Ordnung ist, besteht darin, anzunehmen, dass man der Einzige ist, dem es so geht. Dies kann dann zu Scham und schlechtem Gewissen führen. Es gibt übrigens eine Unmenge an Studien, die belegen, dass sportliche Betätigung zu deutlich mehr Besserung von depressiven Symptomen, von Schlafstörungen und Bluthochdruck führt, als dies durch Medikamente und Antidepressiva erreicht wird, auf die zumeist die Ärzte zurückgreifen.

Was ich aber trotz dieser offensichtlichen Entwicklung schlimm finde: ganz häufig werden diejenigen Menschen,

die erkennen und sich trauen, zu sagen, dass sie sich überfordert fühlen, dass also diese Leute, denen bewusst wird, dass in ihrem Leben irgendwas aus dem Ruder gelaufen ist, oft auch noch verlacht werden, gemäß dem Motto: *„Na Burnout, das hat ja wohl jetzt schon bald jeder Zweite!"*
Und dann passiert womöglich das Paradoxe, dass nämlich diejenigen, die vor drei Jahren noch über ‚die Leute mit ihrem Burnout' gelacht hatten, plötzlich selbst unter psychosomatischen Symptomen zu leiden beginnen und nach Auswegen aus dem Hamsterrad suchen, welches zu Schlafproblemen, Überreiztheit, Konzentrationsproblemen, Schwindelgefühlen, Antriebslosigkeit, fehlender Kreativität, Magenbeschwerden, Ängsten, innerliche Unruhe, Bluthochdruck, Schlaganfällen und vielem mehr geführt hatte.
Aber nun muss nicht jeder gleich zum Psychotherapeuten gehen. Wenn der Kopf voll ist, man plötzlich Dinge macht, weswegen man sich zum Teil nicht mehr wieder erkennt, sich vielleicht über sich selbst ärgert und trotzdem nicht weiß, wie man aus diesem Kreislauf wieder herauskommt - warum versucht man es dann nicht mal mit wandern? Wandern ist eine wunderbare Methode, sich selbst besser kennen zu lernen, Stress abzubauen und achtsamer zu werden. Fast wie in einer Meditation.
Und wenn man eine Wanderung beendet hat - wo ginge es besser, als hierauf stolz zu sein. Stolz in unserer Welt, die immer häufiger aus bewegungsarmen Arbeitstätigkeiten besteht. Hier beim Wandern und dem Rückblick auf die zurückgelegten Strecken kann man festhalten, was man geschafft hat, und zwar ganz allein, keiner hat einem während einer Wanderstrecke sozusagen auf die Sprünge geholfen. Demzufolge kann ich wärmstens empfehlen: Wandern als Krankheitsprophylaxe und Selbst-Therapie.

Freude an Bewegung statt Burnout und Stress

„Ich habe eigentlich genug Zeit, aber ich schaffe es nicht, mich aufzurappeln, ein Buch zu lesen oder mich rechtzeitig auf Prüfungen vorzubereiten. Und gleichzeitig habe ich die ganze Zeit über im Kopf ein Schuldgefühl, ich müsste eigentlich was tun".
(Student aus Hamburg)

Es ist ein Grundbedürfnis von uns Menschen, Freude und Zufriedenheit zu empfinden, lachen zu können und gesund zu sein. Das Streben nach Glück ist nicht nur im östlichen Kulturraum ein wesentliches Ziel, sondern auch in einer Vielzahl westlicher Staaten sogar in deren Verfassungen niedergeschrieben. Nun nähern wir uns allerdings scheinbar einem gesellschaftlichen Zustand, in dem das Gegenteil davon zu erkennen ist. Die Menschen fühlen sich immer gehetzter, verlernen das Lachen und haben immer mehr Schwierigkeiten, den täglichen Anforderungen des modernen Lebens nachzukommen. Und vor allem: es gibt eine immer größere Zahl an Beschäftigten, deren berufliche Tätigkeit nur noch im Sitzen stattfindet.

Gleichzeitig ließe sich in diesem Zusammenhang anmerken, dass die Sorge unter Ärzten wie auch Psychologen immer mehr anwächst. Diese müssen oft nur noch als Reparaturdienst für Schäden bei Erkrankten bereitstehen, die durch das Verheizen der Mitarbeiter, durch Ausbeutung, durch verantwortungslose Kapitalmarktprozesse und häufig entwürdigende Strategien vieler Unternehmen im Arbeitsbereich entstanden sind. Ich denke, wir bräuchten dringend eine neue Gesamtethik – ein Erkennen, was wirklich wichtig im Leben ist.

Und wo könnte man so etwas besser erlernen, als beim Wandern in wunderbarer, intakter Natur. In einer Natur wie zum Beispiel der Sächsischen Schweiz, deren Entstehungsgeschichte schon etwa 90 Millionen Jahre zurückliegt. Das

Elbsandsteingebirge war damals von einem Meer überflutet gewesen, an dessen Boden sich Jahrtausend für Jahrtausend immer mehr Sand absetzte, den die umliegenden Flüsse herangetragen hatten. Dieser verfestigte sich immer mehr und als sich das Wasser zurückzog, hinterließ es eine bis zu 600 Meter mächtige Sandsteinschicht.

Durch Witterungseinflüsse entstand bis heute diese erstaunliche Landschaft mit ihren Tafelbergen, bizarren Felsentürmen, Schluchten, Tälern und Höhlen, mit Buchenwäldern, plätschernden Bächen und herrlichen Aussichtspunkten, durchzogen von einer Vielzahl von gut ausgeschilderten Wanderwegen in verschiedenen Schwierigkeitsgraden. Die kleine Info-Broschüre des Tourismusverbandes Sächsische Schweiz, deren Angaben ich immer mal wieder einfließen lasse, spricht deshalb auch von einem „Märchen aus Stein".

„Und unten an der Elbe Strom, mein Schandau, reizumflossen,
wie ein idyllisches Phantom, von Anmut übergossen."
(Vers aus dem Gedicht von Hugo Lissauer – Seite 3)

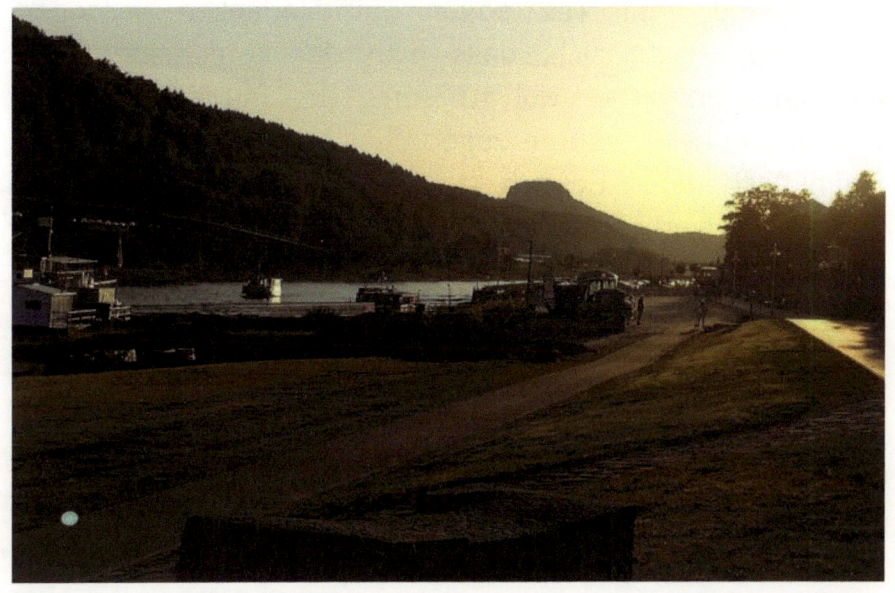

Den ‚Geist' beruhigen durch Wandern

"Achtsamkeit bedeutet, dass wir unseren Geist an einem Ort ruhen lassen, an dem es keine Angst und keine Sorge gibt. Tatsächlich finden wir dort das genaue Gegenteil. Wir entdecken Einfallsreichtum, Mut und ein stilles Glück".

Chozen Bays:

Innerliche Stressreaktionen müssen nicht unbedingt schlecht sein. Wichtig ist allerdings, dass nach der Phase der Anspannung auch wieder eine Phase der Entspannung folgt. Die Natur hatte den Mechanismus der körperlichen Stressreaktionen als eine Art Schutz in Bezug auf hin und wieder einmal auftretende Extremsituationen eingerichtet. Arbeitet und lebt der Mensch jetzt jedoch in einer ständigen Überreizung, so entstehen Beschwerden, die zu körperlichem wie psychischen Erkrankungen führen können.

Inzwischen gibt es zum Glück etliche gute Studien, die beweisen, dass regelmäßiges Wandern den Selbstwert, die Schlafqualität sowie das Essverhalten verbessern, während es gleichzeitig Stressreaktionen, Depressionen, Hoffnungslosigkeit und zum Teil sogar Suizidgedanken verringert. Überhaupt zeigte sich, dass man der körperlichen Leistungsfähigkeit bisher viel zu wenig Beachtung im Kontext von Gesundheitsvorsorge zugeordnet hatte.

Einen besonderen Bereich stellen mehrtätige Wanderungen dar. Denn hierbei wird neben Körper und Seele darüber hinaus auch noch das Bewusstsein positiv beeinflusst. Unter Bewusstsein ist nicht nur allein die Art des Denkens zu verstehen, sondern die Gesamtzahl aller mentalen Prozesse, die sich auf Geist und Grundeinstellung eines Menschen auswirken. Denn bei mehrtätigen Wanderungen gerät man nach und nach in einen Bewusstseinszustand hinein, der dem von Meditationen sehr ähnlich ist.

Dabei ist Meditation trotz des immer noch etwas fremdartig klingenden Begriffs eine Methode, die recht leicht zu praktizieren ist. In der klassischen Anwendung reicht es aus, sich für eine Weile mit aufrechtem Rücken hinzusetzen, einige Male tief durchzuatmen und sich dann auf eine Art Meditationsobjekt zu konzentrieren. Und dieses Objekt kann allein schon der Atem sein, es können aber auch innere Bilder, lächelnde Gesichter, freundliche Worte, Töne oder Gesänge wie auch bestimmte Körperteile sein. Alles hilft, auf leichtem Wege den Geist zu beruhigen und wieder ein kraftvolleres und sinnvolleres Lebensempfinden zu entwickeln.

Und hier wird schnell deutlich, dass Wandern genau diejenigen Kriterien erfüllt, wie sie für Meditationen gelten. Denn beim achtsamen und bewussten Gehen schalten wir zunehmend die Außenwelt aus und lenken die Konzentration auf den Weg, die Schritte, den Körper oder die Umgebung, die den Wanderer umgibt. Somit sind wir beim Wandern ständig im Hier und Jetzt. Und indem wir die Konzentration auf das Hier-sein richten, verringern wir das Abschweifen von Gedanken, lassen die Sorgen außen vor und schöpfen somit Kraft aus der Gegenwart.

Und wenn doch einmal störende Gedanken auftauchen, so müssen wir diesen Umstand lediglich kurz realisieren und unsere Konzentration dann wieder auf das Hier und Jetzt ausrichten – auf die Farben der Pflanzen und Bäume, auf die Töne der Natur, den Wind, auf die Gerüche, auf Wärme und Kälte und vieles mehr.

Viel zu oft erwischen wir uns im Alltag bei der Fixierung auf das Zukünftige. Und vergessen dabei, dass ist es ein wunderschönes Gefühl ist, frei zu sein. Frei sein heißt, wenn einem niemand sagt, was zu machen ist. Und sich nicht einmal mehr das Gewissen meldet – dieses oftmals

so ‚schlechte'. Wenn man seine Leichtigkeit wiederfindet, und es kein Vorher und kein Nachher gibt, sondern nur noch den Augenblick, das Da-sein. Freiheit möchte ich definieren als ‚die Sehnsucht des Eingesperrten'. Und stecken wir nicht alle im weiteren Sinne in Abhängigkeiten, Notwendigkeiten, Zwangsläufigkeiten und Verpflichtungen fest? Sind wir nicht, so betrachtet, allesamt ‚Getriebene'?
Was brauchen wir wirklich? Brauchen wir die vielen Dinge, nach denen wir streben, wirklich? Oder werden in uns nur die Sehnsüchte von außen geweckt? Geweckt, um uns abhängig zu machen, um uns zu lenken, zu beeinflussen? Um uns zu ‚Stimmvieh' zu machen?
So gesehen wird regelmäßiges Wandern nicht nur zu einer verbesserten Gesundheit beitragen, sondern es wird auch das Bewusstsein verändern. Und ich hoffe, dass sich dieses neue Bewusstsein auch auf die gesellschaftliche Ebene überträgt, mit dem Ziel, ein vertieferes Verständnis für den Wert der Schöpfung zu entwickeln, uns kritisch mit der Macht der multinationalen Konzerne auseinander zu setzen und dem Wert jedes Lebewesens wieder eine größere Wichtigkeit beizumessen. Und natürlich gehört dazu endlich auch ernsthafte Umweltschutzpolitik, denn ansonsten werden die natürlichen Grundlagen nicht mehr zu retten zu sein. Die Welt braucht uns Menschen nicht, aber wir brauchen die Umwelt.

„Berge sind stille Meister – sie machen schweigsame Schüler."
(Johann Wolfgang Goethe)

Wie plant man so was?
Eine wichtige Frage, die ganz am Anfang geklärt werden sollte: <u>Allein oder in der Gruppe?</u> Die Antwort hierauf ist nicht einfach zu geben. Hier mal einige Aspekte für Pro und Kontra: Wer völlig neu ist in Bezug auf Wandern oder Trekking, wie man früher sagte, der tut womöglich gut daran, sich einer geführten Wanderung anzuschließen, manchmal auch in Kombination mit Fasten, was die Seele zusätzlich entschlackt.

In einer Gruppe wird allerdings oft sehr schnell das allgemeine Tempo während einer Etappe zum Problem. Sind die Teilnehmer unterschiedlich leistungsfähig, dann wird es Frust und vielleicht auch Unzufriedenheit bei den Schnelleren und Versagensgefühle und Scham bei den Langsameren geben. Wandern in einer Gruppe, oder auch nur mit einem oder zwei Partnern macht eigentlich nur dann Sinn, wenn die Leistungsunterschiede nicht zu groß sind.

Andererseits führt der Gruppenzusammenhalt dazu, dass jemand, der schnell zum Aufgeben neigt, von den anderen mitgezogen werden kann. Ich selbst habe gute Erfahrungen mit Gruppen gemacht, aber auch erlebt, welch' große Spannungen auftreten können. Also wie gesagt: schon mal gut drüber nachdenken, was man sich von einer Wandertour verspricht.

Macht man sich allein auf den Weg, so ist man die ganze Zeit über sehr bei sich, man muss sich nicht mit anderen absprechen, auf andere Rücksicht nehmen. Man erlebt keine zwischenmenschlichen Spannungen, kann sein Tempo selbst bestimmen, muss aber natürlich alles alleine entscheiden, gerade, wenn man mal an Wegkreuzungen ankommt, wo Karte und Wegweiser nicht so eindeutig sind, wie es weitergehen könnte. Und es heißt: *„Selbstfindung funktioniert nur allein in der Einsamkeit seines Selbst."*

Und dann gibt es da noch eine dritte Variante: Man reist als Gruppe an, nimmt gemeinsam Quartier, findet sich am Start jeder Etappe gemeinsam ein, kann dann aber entscheiden, ob man mal alleine geht und dabei die Vorzüge von Ruhe und Besinnlichkeit genießt oder man bleibt bei den anderen - wobei dies ja an den acht Wandertagen auch von Mal zu Mal unterschiedlich gehandhabt werden kann. Am Ende einer jeden Etappe trifft man sich dann wieder und verbringt den Abend mit Gesprächen über die Erlebnisse des Tages oder was einem sonst so einfällt.

Irgendwann bei der Planung muss natürlich auch die Frage nach dem Gepäck entschieden werden. Was muss alles mit, was braucht man unbedingt? Das ist natürlich vor allem davon abhängig, ob man, wie ich während der acht Etappen des Malerweges immer in der gleichen Pension übernachtet, oder ob man von einem Ort zum anderen marschiert, und deshalb alles immer dabei haben muss. Der einzige Tipp, den ich hier geben möchte, ist: versuche das Gewicht so gering wie möglich zu gestalten. Das fängt nämlich schon mit der Wahl des Rucksackes an. Es gibt Rucksäcke, die groß und sehr stabil sind, die aber selbst fast schon vier Kilo wiegen. Also, hier ist viel Probieren gefragt. Und im Zweifelsfalle lieber etwas weniger mitnehmen, als zu viel. Oft zeigt sich nämlich später in der Praxis, dass man manche Sachen überhaupt nicht nutzt, sie aber dennoch mitgeschleppt hat.

Wenn es jetzt hier um den Malerweg gehen soll, so schicke ich gleich voraus, dass eine gewisse Fitness vorhanden sein sollte. Die Touren bringen es mit sich, dass einen auch schon mal Passagen erwarten, in denen man 20 oder sogar 30 Minuten Treppen steigen muss - bergrunter und mindestens so lange auch wieder berghoch. Auch wenn man sein Tempo ganz gemächlich hält, sollte man die vielen Stufen hier nicht unterschätzen. Am Papstein habe ich mir mal die Mühe gemacht, und die Stufen gezählt: es sind etwa 480 Stufen, die es dort je nach Gehrichtung bergab, beziehungsweise bergauf zu bewältigen gilt. Andererseits sollte sich auch keiner von derartigen Zahlen gleich abschrecken lassen, die ersten beiden Etappen sind gut geeignet zum Einlaufen und wer einigermaßen fit ist, der gewöhnt sich auch mit den einzelnen Etappen mehr und mehr an die strapaziöseren Profile.

Nun noch eine ganz wichtige Frage: <u>Wo schläft man?</u> Entweder die ganze Zeit über an einem Ort, was hier in der Sächsischen Schweiz gut geht, oder jeden Tag woanders, wie dies auf dem Jakobsweg zum Beispiel notwendig ist. Ich würde mich wahrscheinlich immer wieder für die Variante entscheiden, an einem Ort zu bleiben, weil man dann einen Teil des Gepäcks im Zimmer lassen kann (z.B. die Regenklamotten, wenn kein Regen angesagt ist; oder auch Waschzeug oder Wechselschuhe). Außerdem hat man den Luxus, nicht jeden Abend nach einer Unterkunft zu suchen und ich kann verraten, dass es genügend Zeiten im Jahr gibt, wo die Quartiere ziemlich stark ausgebucht sind. Wenn man allerdings langfristig mit der Planung beginnt, kann man natürlich auch in der Nähe jeden Etappenendes Quartiere finden.

Ich weise allerdings darauf hin, dass mir andere Wanderer erzählten, dass sie zum Teil bereits acht bis neun Wochen vor der Tour mit den Quartierbuchungen begonnen hätten. Wer also nun nicht so lange im Voraus planen will, der ist wahrscheinlich besser beraten, sich eine feste Unterkunft für die gesamt Tourwoche zu besorgen. Und da bieten sich die Ortschaften entlang der Elbe am ehesten an.

Nun gibt es bei der Entscheidung für nur einen festen Ort natürlich auch Nachteile. Und die liegen zwangsläufig da-

rin, dass man an jedem Morgen wissen muss, wie man zum Startort der Etappe gelangt und wie man am Ende der Etappe wieder zurück in seine Pension kommt. Dies erfordert schon einiges an Planung und Geschick, aber sowohl die Tourismus-Zentrale, wie auch der Vermieter helfen einem dabei. Und heutzutage hat ja auch schon fast jeder ein Smartphone, über das man sich fast alle Verbindungen auch heraussuchen kann. Und vielleicht hat man auf dem Zimmer sogar seinen Laptop.
Aber ich warne hier noch mal, es ist nicht immer ganz so einfach, an die Verkehrsdaten zu kommen. Und, was ich später noch mal erklären werde, man muss immer was im Kopf haben, und das sind die verschiedenen Uhrzeiten, wann eine Fähre losfährt, wann ein Zug ankommt, wann man in einen Bus umsteigen kann oder wann die S-Bahn abfährt. Und gemäß dieser Daten muss man auch so ein wenig sein Gehtempo ausrichten.
Für mich persönlich war die Entscheidung zwischen festem oder wechselndem Quartier schnell klar – es sollte ein fester Ort sein; und hierfür kam nur Bad Schandau in Frage. Der Ort hat den großen Vorteil, dass er mitten in der Sächsischen Schweiz liegt und man gute Verbindungen in alle Richtungen hat. Außerdem spricht für Bad Schandau, dass hier mehrere Etappen enden oder starten und dass es sich um einen richtigen Verkehrsknotenpunkt mit den besten Verbindungen handelt.
Und dennoch nahm die Planung, wie ich zu einem Startpunkt einer Etappe kommen und wie ich am Ende wieder zurück zu meiner Pension gelangen würde, doch einiges an Zeit und Raum ein. Allerdings bekam ich ab dem dritten Tag schon mehr Routine. Zuvor kostete mich allerdings die Abreise vom Ort Hohnstein am zweiten Etappenende und dem dortigen Polenztal Kopfzerbrechen. Nur mal ein

Beispiel: die zweite Etappe würde von der Stadt Wehlen, die an der Elbe liegt und deshalb gut per S-Bahn zu erreichen ist, ausgehen. Das würde nicht so schwer sein. Na gut, man musste wissen, wann die S-Bahnen verkehren, musste zuvor rechtzeitig runter von der Pension zur Elbe (am besten per Fahrrad) und würde sich mit der Personenfähre zum Anlegesteg des Bahnhofs übersetzen lassen, was sieben Minuten dauert. In der Regel startet die Fähre hier jeweils 25 Minuten und 55 Minuten nach einer vollen Stunde. Ich also würde etwa 15 Minuten nach acht bei der Pension losradeln, würde auf die Fähre steigen, die um 8:25 ablegen würde, käme etwa 8:32 am Bahnhof an und würde um 8:45 mit dem Zug in Richtung Pirna fahren. Allerdings würde die Fahrt nicht lange dauern; nur an den Stationen Königsein mit der großen Festung und dem Kurort Rathen mit der berühmten Bastei vorbei und dann schon in Stadt Wehlen aussteigen. Dort ginge es dann runter zur Elbe und mit der Personenfähre wieder rüber auf die andere Seite. Daran erkennt man jetzt schon, wenn man weiß, dass die Bahn links der Elbe verläuft, dass die ersten Etappen alle in Flussrichtung rechts von der Elbe verlaufen. Erst nach der fünften Etappe verlaufen die Etappen dann ab Schmilka linkselbisch. Dieses Schmilka ist übrigens der letzte Ort direkt vor der Tschechischen Grenze.

Eines auch schon mal vorweg: <u>Sonnencreme</u> kann man sich eigentlich schenken - auch im Sommer; denn mehr als 80 Prozent der Gesamtstrecke verläuft durch Wälder mit altem Weißfichten- und Buchenbestand, so dass hier nur selten die Sonne hingelangt, außerdem ist es auch an sehr heißen Tagen oft noch recht kühl.

Vielleicht noch ein Wort zu den wichtigsten Utensilien: <u>Socken und Schuhe</u>. Aus eigener Erfahrung heraus kann ich sagen, dass man auf den oft sehr unebenen Wegstrecken leicht mal umknicken kann. Demzufolge würde ich immer halbhohe und gut zugeschnürte Wanderschuhe empfehlen. Sie brauchen aber keine allzu harte Sohle (wie zum Beispiel in den Alpen) zu haben. Bei den Socken sollte man auf gar keinen Fall selbstgestrickte verwenden. Ich habe früher den Fehler gemacht selbstgestrickte meiner Mutter zu tragen und mich dann immer wieder über die Vielzahl meiner Blasen an allen möglichen Stellen meiner Füße gewundert. Das kam daher, dass einerseits die Wolle zu hart war und dass anderseits die Größe der Maschen hinzu kam. Demzufolge sollte man sich gut in einem Wanderladen beraten lassen. Ich selbst trage in den letzten Jahren immer Wandersocken aus Merino-Wolle, und die werden auch nur ganz selten mal gewaschen. Frische Socken sind bei derartigen Touren nicht empfehlenswert.

Ich schildere mein Wanderabenteuer in der Folge aus einer rein persönlich-subjektiven Sicht und lade die Leser ein, sich ähnlich wie ich auf die innerliche Suche zu begeben. Die Etappen beschreibe ich dabei so, wie ich sie absolviert habe: fester Übernachtungsort Bad Schandau mit Anfahrten zum Start und Rückfahrt nach Ende zur Pension. Wenn man wenig Zeit für die Vorbereitung hat, dann ist das sicherlich die empfehlenswerteste Variante. Ansonsten habe ich auf Wegbeschreibungen im Einzelnen verzichtet, da der Malerweg auf allen Karten mit einem ‚M' gut gekennzeichnet und mit unzähligen Wegweisern ausgeschildert ist und es außerdem genügend klassische Reiseführer gibt, die die Wegverläufe ausführlich beschreiben.

„Nur, wo du zu Fuß warst,
bist du auch wirklich gewesen."
(Johann Wolfgang Goethe)

Lust auf Besinnlichkeit
-Die Tagesetappen im Einzelnen-

„Der Sinn des Reisens ist es, an ein Ziel zu kommen;
Der Sinn des Wanderns ist, unterwegs zu sein."
(Theodor Heuss)

Der 1. Tag:
Vom Liebethaler Grund bis nach Wehlen

> *Es soll heute laut Wanderführer mit ungefähr 11,5 Kilometern losgehen. Für diese würde man etwa vier Stunden benötigen, wobei der Schwierigkeitsgrad mit 213 Höhenmetern bergauf und insgesamt 251 Höhenmetern bergab zwischen leicht bis mäßig liegen würde. Schau'n wir mal.*

Bevor es losgeht:
Gedanken und Abläufe vor dem Aufbruch

Da ich mich für einen dauerhaft festen Standort über die acht Tage in Bad Schandau entschieden hatte, konnte ich nicht einfach hinter der Pension starten, sondern ich musste mir genau überlegen, wie ich zum Startort, dem Liebethaler Grund gelangen könnte. Dies geschah noch am gestrigen Abend, dem Tag meiner Anreise nach Bad Schandau. Hierbei fand ich in der Touristen-Information, die jeden Tag bis 20 Uhr geöffnet hat, eine gute Hilfe. Die Frau dort gab mir nicht nur den Tipp, mir ein Ticket für alle Verkehrsmittel hier in der Gegend für sieben Tage zu kaufen, sondern suchte mir auch gleich noch die Verbindungen für heute heraus. Allerdings würde das gar nicht so einfach sein. Erst mal mit der S-Bahn nach Pirna und dort am ZOB umsteigen in den dortigen G/L-Bus.

Das hieß, da der einzige Bus am Vormittag von Pirna zum Liebethaler Grund um 11:06 von ZOB abfahren würde, müsste ich zwangsläufig die S-Bahn in Bad Schandau und die Fähre zeitlich genau kalkulieren. Da konnte man schon heiße Ohren bekommen. Aber wenn die Wanderung so um die vier Stunden in Anspruch nehmen würde, dann wäre nach hinten hin eigentlich genügend Zeit, zumal ich vom Endpunkt Wehlen aus per Bahn würde zurück nach Bad Schandau fahren müssen, und die fuhr bekanntlich etwa jede halbe Stunde. Da lag also dann doch das geringste Problem.

Klar war es unter diesen Bedingungen naturgemäß, dass ich mich vor dem Aufbruch noch reichlich angespannt fühlte, zumal meine Gedanken immer wieder um das Thema kreisten, ob das mit der Anreise auch wirklich alles klappen würde. Zweifel über Zweifel; denn wenn ich in Pirna den G/L-Bus nicht rechtzeitig erreichen oder finden würde, oder wenn es ihn schlimmstenfalls überhaupt nicht mehr geben würde, dann stünde ich am Bahnhof zirka sechs Kilometer von meinem Startort entfernt, müsste mich anhand der Wanderkarte orientieren und die Strecke zu Fuß hinter mich bringen. Wobei mir das zwischenzeitlich gar nicht mal so ganz abwegig erschien, zumal ich fand, dass die erste Etappe eigentlich zu ‚einfach' sein würde. Aber da ich im Grunde kaum trainiert war und ich meine Fußproblematik nicht endgültig einschätzen konnte, fuhr ich dann doch mit dem Bus bis in den Liebethaler Grund. ‚Fußproblematik?' – aber dazu später.

Unterwegs sein – Empfindungen und Eindrücke ‚ungefiltert'
Es geht los, und – es hat tatsächlich reibungslos geklappt, nun gut, die Fahrt mit dem Bus zog sich ziemlich lange hin, so dass ich erst gegen 11:30 Uhr vom Start an der Haltestelle Liebethaler Grund loskam. Und die ersten Meter finden mich immer noch über die Frage grübelnd, ob diese erste Etappe überhaupt Sinn macht und ob ich nicht vielleicht einen eigenen Einstieg hätte wählen sollen, der möglicherweise interessanter als dieser hier gewesen wäre; schließlich habe ich bei der Sächsischen Schweiz vor allem immer die Berge und Klippen vor Augen. Und hier geht man ja eher in einem Tal mit Bach entlang.
Aber das zweifelnde Gefühl der Langweilige ist schon nach einem knappen halben Kilometer verschwunden, bereits die ersten Meter im Liebethaler Grund beginnen, mich zu begeistern. Es geht total romantisch am Flüsschen Wesenitz entlang und recht rasch beginne ich, die leichten Strapazen und Sorgen während der Anfahrt zu vergessen. Wenn man, wie ich, immer dazu neigt, dass alles perfekt klappen muss, dann kann das schon ein wenig Stress auslösen. Denn erst mal musste ich zur Personenfähre, die mich schräg rüber zum Bahnhof bringen musste, dann ging es per S-Bahn bis nach Pirna, und dann sollte ich da den sogenannten D/L-Bus nehmen, was auch immer das sein würde. Es klappte dann aber viel besser als erwartet, wobei die zwischenzeitlichen Wartephasen aufgrund des sonnigen Wetters keine negative Rolle spielten. Überhaupt muss ich sagen, dass hier alles sehr pünktlich und gut geplant abläuft. Schnell darf deshalb der Stress von einem abfallen; insbesondere der sorgenvolle Gedanke, ob denn auch wirklich alles so klappen wird, wie geplant.
Ich nahm also die Fähre um 9:55, stieg dann 10:11 in die S-Bahn Richtung Dresden und um 10:32 in Pirna am ZOB

wieder aus, ging zwei Minuten bis zum ZOB und wartete. Ein bisschen Langeweile und Leute beobachten kann ja auch nicht schaden. War erstaunt, dass hier auch einige Flüchtlinge auf den Bus warteten, ich dachte, man habe sich hier laut Medienberichten brutal gegen diese Leute gewehrt. Und eigentlich glaube ich, die Einheimisch haben nichts gegen diese Leute, solange sie friedlich sind. Und die hier waren nicht nur friedlich, sie hatten drei beziehungsweise vier Kinder dabei und ich denke: Eltern mit Kindern haben andere Probleme, als Bomben zu bauen oder Attentate vorzubereiten.

Ach so – der G/L-Bus rollte ganz pünktlich um 11:06 heran und um 11:27 hatten wir dann an der Haltestelle Liebethaler Grund (Pirna) gestanden. Das Abenteuer konnte also beginnen. Langsam, nur nichts übertreiben, sich an die Belastungen gewöhnen. Aber schon geht es bergauf, bald schwitzt man und schon bald braucht man auch das Glück. Eine vierköpfige Männergruppe steht am Ende eines 100 Meter langen Aufstieges und diskutiert, ob man richtig sei. Ich war auch schnurstracks hinter dem Bogen der ‚Lochmühle' diesen Anstieg auf großen verwitterten Steinplatten hochgestiegen, wohl in der Annahme, dass der Malerweg gut ausgeschildert sein würde. War er eigentlich auch, aber an dieser Stelle war das Schild derart verborgen angebracht, dass nur derjenige der vier Männer es finden konnte, der sich ‚erbarmt' hatte, die hundert Meter Weg bergab wieder zurückzugehen. Wenn ich bedenke, was in den nächsten Tagen noch kommen sollte, dann waren diese knapp hundert Meter eigentlich gar nichts, aber scheinbar hatte es bei einigen der Vier schon nach diesem zweiten Kilometer Unlust gegeben, unnötige Strecken gehen zu müssen. Also, wir alle wieder zurück und sich über das ungünstig und fast nicht zu bemerkende Schild ‚Malerweg' mit dem Pfeil nach rechts zu wundern.

Das Wagner-Denkmal, das wir unterwegs passiert hatten und vor dem gerade ein kleiner Film mit historischen Kostümen gedreht wurde, wird immer als Attraktion erwähnt, aber in einem so frühen Stadium hatte ich keine großen Ambitionen in Richtung Wagner; na ja, es wird behauptet, dass er sich für seinen ‚Lohengrin' auch hier durch die Umgebung inspirieren ließ.

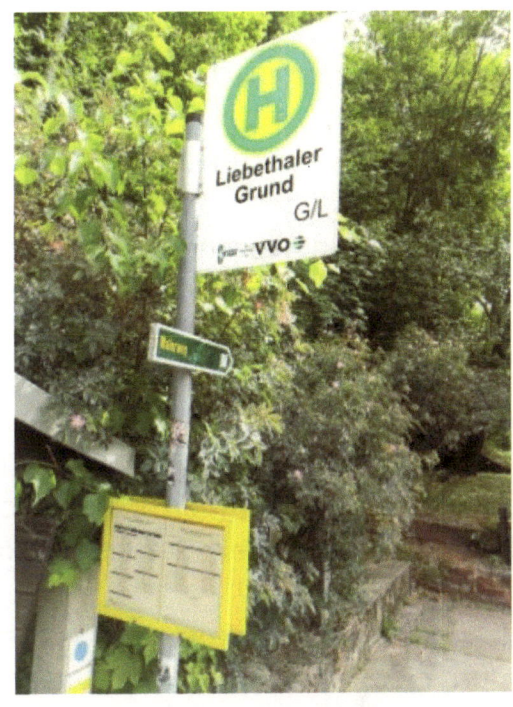

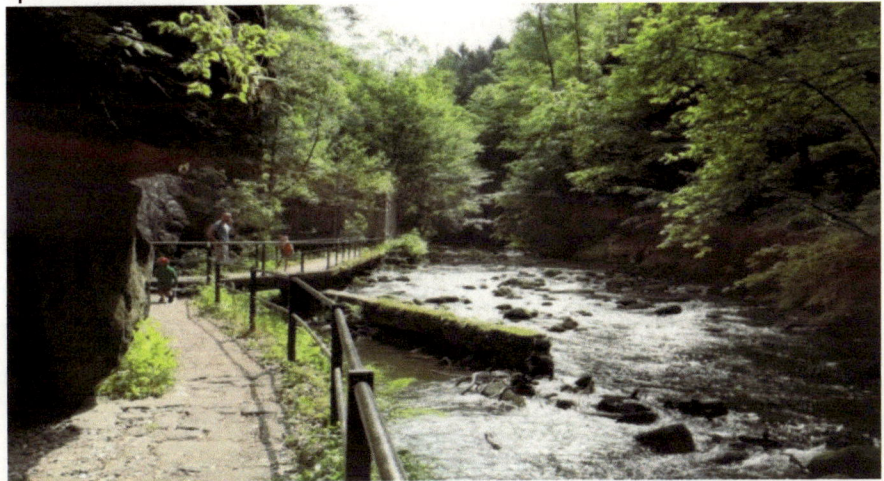

Vom Profil her bietet die Etappe wenig Anspruchsvolles, aber wenn es wärmer wird, und man konnte ja wegen der Verkehrsverbindungen erst kurz vor Mittag los, da kann es auch auf derartigen Strecken schon mal schweißtreibend werden. Immerhin folgen ja nach den komplett schattigen Passagen in der Wesenitz-Schlucht, die man als ‚wildromantisch' beschrieben könnte, auch Abschnitte durch freie Felder über ein Hochplateau hinweg, ehe man dann auf schmalen Wegen in Buchenwälder hinein taucht. Könnte man also hier schon die Seele baumeln lassen?

Wohl eher noch nicht, hieß es doch, erst mal weiter voran zu kommen. Auch wenn die Kuhherden auf den Weiden auch eine Attraktion darstellen, die man in den meisten Teilen Deutschlands so kaum noch antrifft, da sie zumeist nur noch in großen Ställen bei künstlichem Licht gehalten werden.
Ich hatte vorab gelesen, dass es gegen Ende der Etappe durch den Uttewalder Grund mit seinem berühmten Felsentor gehen würde. Keine Ahnung, was das sein könnte, aber als ich dann in diesen Abschnitt eintauche, bin ich begeistert und ein Foto folgt dem anderen. Gerade, wenn ich denke, das reicht jetzt an Fotos für heute, kommt eine neue Felsenformation, ein neuer Wegabschnitt und das muss auch noch aufgenommen werden – löschen würde man ja später können. Und dann wird mir auch klar, was dieses angekündigte ‚Felsentor' ist. Der Weg wird immer schmaler, bis er nur noch einen Meter breit ist. Links und rechts aufsteigende steile Wände. Und vor mir hängt ein Felsbrocken. Der ist wahrscheinlich vor Tausenden von Jahren mal heruntergeknallt und stecken geblieben – etwa einen Meter und sechzig über dem Weg stecken geblieben. Und um nun weiterzukommen, musste man schon ein wenig in die Knie gehen und sich unter dem feststeckenden Felsblock durchmauscheln – klar, auch hiervon musste noch ein Foto gemacht werden. Ehrlich gesagt, unter die-

sem Felsblock wollte ich schnell wieder raus, etwas Muffensausen hatte ich schon – es wäre zwar Zufall, aber er könnte ja genau in diesem Moment abstürzen!

Ob man dies nun bedauern sollte oder nicht, zumindest wir neun – inzwischen war noch eine Gruppe mit zwei Paaren zu den vier Männern und mir dauerhaft auf Sichtweite hinzugekommen - fanden fast keine Einkehrmöglichkeit unterwegs. Aber dafür gibt es am Zielort der Stadt Wehlen umso mehr. Und dies auch auf herrlichen Panorama-Terrassen mit unvergleichlichem Ausblick auf die sonnenüberflutete Elbe. Übrigens neigten hier wohl die meisten Ortschaften dazu, sich einen Beinamen zuzulegen: bei Schandau ist das ja mit dem ‚Bad' nachvollziehbar, bei Rathen mit seinem Zusatz ‚Kurort' auch noch irgendwie, genauso wie bei dem kleinen Örtchen Gohrisch, aber dass Wehlen immer mit dem Zusatz ‚Stadt' genannt wird, schon komisch.

Um zurück zum Hotel zu kommen, galt es, auch hier wieder die Personenfähre zu benutzen. Ungewöhnlich für die meisten Urlauber ist wohl der Umstand, dass sie immer dann fährt, wenn Bedarf ist. Und da ich dann geplant hatte, um 16:29 in Richtung Bad Schandau wieder mit der S-Bahn zu fahren, stand ich also gegen Viertel nach vier am Steg. Die Fähre kam, inzwischen waren auch noch einige andere eingetrudelt und in zwei Minuten waren wir drüben. Brücken über die Elbe findet man hier so gut wie gar nicht. Lediglich in Bad Schandau hat die Zeit nach der Wende die Moderne mit dem Bau einer Brücke eingeläutet – vielleicht sogar ein bisschen schade, ich mag die Fahrt mit Fähren, dieses leise Dahintuckern, dieses leichte Schwanken und den schweifenden Blick über die Elbe, umringt von den steil aufsteigenden Sandsteinfelsen.

Nach Ende der Etappe:
hinterher ist man schon ein bisschen schlauer

Der Abend beim Pizzaessen war gespickt voll mit dem Versenden von Mails und Whatsapp Nachrichten. Es gab nun auch wirklich mehr als genug zu tun. Ich wollte Kontakt halten zur Familie, zu Freuden, die das interessieren könnte, was ich hier erlebte. Wollte meine Freude über die Erlebnisse mitteilen. Beschrieb Details und verschickte ein Foto nach dem anderen. In der Vorausschau kann ich aber schon andeuten, dass sich diese Tendenz mit jedem Tag verringerte. Man tauchte immer mehr ab in die neue Welt - genannt ‚Urlaub durch Entschleunigung', und obwohl die kommenden Tage deutlich mehr exponierte Bildmotive lieferten, wurden sie später immer seltener versandt. Aber ich glaube, die anderen zu Hause machten auch Urlaub von mir; denn irgendwie kamen so gut wie gar keine Nachfragen, wie es denn gewesen sei, und wo ich mich gerade aufhalten würde. Wie leicht wäre es andererseits auch für sie, mich mal zu fragen, wie es denn läuft. Klar, gern hätte ich ihnen die Neuigkeiten erklärt – auch mit ein Bisschen Stolz. Und auch mit der Erleichterung, dass mein ramponierter linker Fuß ‚gehalten' hatte. Am Ende war die Pizza, als ich sie endlich auf hatte, schon mehr als kalt. Es gab einfach zu viel an Nachrichten und Bildern zu versenden. Natürlich auch den Moment, wo ich mich unter dem Felsblock im Uttewalder Grund hindurch quetsche.

*„So blick' bewundernd ich noch heut, das Aug' will satt nicht werden,
es hat mich wenig so erfreut, als dieses Bild auf Erden."*
(Vers aus dem Gedicht von Hugo Lissauer – Seite 3)

Der 2. Tag:
Von Wehlen bis ins Polenztal bei Hohnstein

Diesmal soll die Etappe knapp 13,5 Kilometer betragen, für die man etwa fünf Stunden benötigen würde. Es kämen 520 Höhenmeter bergauf und 320 Meter bergab auf die Wanderer zu, wobei der Schwierigkeitsgrad mit mäßig schwierig nur unwesentlich ausgeprägter sein dürfte, als am ersten Tag.

Bevor es losgeht:
Gedanken und Abläufe vor dem Aufbruch

Nachdem der erste Tag eigentlich nur so was wie ein Aufgalopp war, sollte der zweite Tag schon eine richtige Herausforderung darstellen. Nicht wegen der Strecke als solcher, sondern weil es sehr kompliziert werden würde, vom Endpunkt Hohnstein wieder wegzukommen, wenn man ihn denn überhaupt erreicht haben würde. Die Frage stellte sich allerdings weniger wegen des Profils der Strecke, sondern vor allem aufgrund des Wetters; denn es sollte laut Wetterbericht ein Tag voller Dauerregen werden, zumindest ab mittags war das angekündigt worden, und hinzu wurden auch noch Warnungen vor stellenweisem Starkregen gegeben.

So grübelte ich schon am Abend zuvor immer wieder darüber nach, was ich machen sollte. Aber man kann ja in allem auch etwas Positives sehen und das Positive an der gedanklichen Beschäftigung damit, wie ich mich wohl am Tag der zweiten Etappe verhalten sollte, lag darin, dass ich noch mehr Abstand zu Zuhause bekam und gar nicht

mehr über meine Arbeit und die vielen kleinen Sorgen und Probleme daheim nachdachte.
Ich ging also immer wieder alle möglichen Varianten durch. Die krasseste wäre in diesem speziellen Fall gewesen, morgen früh meinen Wagen zu nehmen, und nach Hohnstein zu fahren, um von dort aus erst mal die dritte Etappe vorzuziehen, die ja dann bekanntlich bis nach Bad Schandau gehen würde. Dann müsste ich am dritten Tag allerdings die zweite Etappe nachholen, die dann in Hohnstein enden würde, wo ich für die Rückfahrt meinen PKW stehen gelassen hätte. Oder sollte ich doch die zweite Etappe jetzt machen und für die Rückfahrt eine Kombination aus Bus und Bimmelbahn hinten rum über Sebnitz probieren? Diese Variante wäre natürlich mit viel zeitlichem Aufwand und Unwägbarkeiten verbunden. Überhaupt, konnte ich es wegen der Wettervorhersage überhaupt wagen, am darauffolgen Tag zu starten?
Dann mein Plan: ich würde ganz einfach so früh wie möglich starten, da ja der Vormittag noch einigermaßen trocken bleiben würde und dann zusehen, wie weit ich komme. Das hieße, zügig morgens aufstehen, sich beim Frühstück ab 7:30 beeilen und dann die S-Bahn elbeabwärts bis nach Wehlen zum Startort der zweiten Etappe nehmen. Das würde kein Problem sein, diesen Ablauf kannte ich im Prinzip ja bereits vom ersten Tag. Natürlich mussten auch noch die Fahrten mit der Fähre von Bad Schandau rüber zum Bahnhof, und in Wehlen mit der Fähre wieder zurück auf die rechte Elbeseite eingeplant werden. Ab Wehlen erst mal losgehen und dann würde es mein erstrangiges Ziel sein, bei hoffentlich noch trockenem Wetter bis zum späten Vormittag zumindest bis zur Bastei oberhalb vom Kurort Rathen zu kommen. Das würden knapp zwei Stunden sein. Und falls das Wetter dann schon sehr schlecht sein

würde, könnte ich von dort aus die Etappe relativ problemlos unterbrechen, zum Kurort Rathen absteigen und per S-Bahn wieder zurückfahren nach Bad Schandau. Und würde dann versuchen, am dritten Tag wieder in Wehlen einzusteigen und den Rest der zweiten sowie die gesamte dritte Etappe zu absolvieren. Zum Glück kam es anders, denn das hätte eine extreme Strapaze bedeutet, aber dazu später.

Der Plan war insgesamt gut ausgedacht, aber die Fahrt per Fahrrad von der Pension am frühen Morgen zur Fähre sah mich dann schon das erste Mal nass werden. Das konnte ja lustig werden. Schon nass anfangen! Gleich wieder umkehren? Wo kamen bloß die Tropfen her, eben war es doch noch fast sonnig. Na, zumindest auf der Fähre war man ja trocken. Im Bahnhof kaufte ich mir dann einen billigen Knirps zur Sicherheit, besser als gar nichts. Eigentlich hatte der Shop noch gar nicht auf, es war ja schließlich auch erst zwanzig vor neun. Aber die Angestellte war nett und bediente mich trotzdem. Abfahrt 8:45.

Dann in Wehlen angekommen, suchte ich, ob ich noch einen besseren Schirm finden würde. Es war zwar wieder trocken, aber ich dachte mir, bevor ich mich unterwegs ärgere, dass ich es nicht zumindest versucht hatte, in der Stadt einen noch besseren Regenschutz zu bekommen, gehe ich zumindest auf die Suche. Noch wäre es ja auch nicht sonderlich spät. In der Stadt würde es Schirme geben, in der Natur nicht mehr. Was ich fand, war dann ein Poncho. Größe und Form? Egal, Hauptsache, ich hatte noch was Besseres als den Knirps. Und wie ich dann gegen 9:15 aus Wehlen raus marschiere, lugt doch tatsächlich die Sonne durch den Wolkenhimmel.

Unterwegs sein – Empfindungen und Eindrücke ‚ungefiltert'
Es geht gleich recht steil bergan. Einige Male geht mir genervt durch den Kopf, warum bloß tue ich mir das an? Egal – nicht viel nachdenken, einfach gehen! Oben wird es vermutlich wieder flacher. Erst mal muss man entlang der Elbe auf eine gewisse Höhe kommen, Gewässer fließen ja bekanntlich immer in Tälern. Nass werde ich im Moment nur, wenn ich irgendwelche Blätter berühre, die dann auf mich abtropfen. Aufpassen!
Der Weg ist zwar voller Pfützen, aber die Stimmung bei mir ist besser, als gestern erhofft. Teilweise kommt erneut sogar die Sonne durch. Ja, ja, wie stark das Thema Wetter eine Rolle für das Gemüt spielt. Und das gerade heute, wo das Hauptproblem eigentlich darin bestehen sollte, wie ich am Abend wieder von Hohnstein zurückkommen könnte - wenn ich es angesichts der Wettervorhersage überhaupt erreichen würde. Aber ich habe bis zur Abfahrt des Busses am Etappenziel um 15:39 noch Zeit, fast sechs Stunden für eine vierstündige Tour. Das sollte doch wohl eigentlich reichen; zumindest, wenn nichts dazwischen kommt.
Es geht vorbei am ‚Steinernen Tisch', eine Anlage, die August der Starke mal bauen ließ, um hier während einer Jagd zu speisen – König müsste man sein, wobei ich auf das Jagen auch verzichten könnte, aber speisen in der Natur, die heute natürlich überhaupt nicht so schön ist, warum nicht auch mal an einem Tisch aus Stein, einem Mühlenrad ähnlich. Da ich mich ein wenig getrieben fühle, halte ich gar nicht erst an. Der dichte Buchenwald und die tief hängenden Wolken erzeugen eine fast mystische Stimmung. Eine Stimmung, die sich immer wieder mit einer leichten Sorge wegen des Wetters vermischt, wobei die Gedanken immer wieder um die Frage kreisen: ‚Was soll ich nachher machen, wenn ich die Bastei erreicht habe'?

Irgendwann stehe ich dann hoch oben auf der Bastei, es ist immer noch trocken, aber ich will nicht trödeln. Die Bastei hatte ich schon einige Male besucht. Unglaubliche Befestigungsanlagen zwischen den steilen Felsen, sehr exponiert.

> *„So hab' hinab von der Bastei, als Jüngling ich geblicket,*
> *mich an der Fernsicht, hehr und frei, begeistert und entzücket!"*
> (Vers aus dem Gedicht von Hugo Lissauer – Seite 3)

Eine Entscheidung musste jetzt her: weitergehen Richtung Hohnstein oder Abstieg zum Kurort Rathen? Was soll ich mir raten? Ich riet mir, weiterzugehen. Und es scheint, als würde das Wetter mit jeder halben Stunde noch ein wenig freundlicher zu werden. Erst der lange Abstieg Richtung Felsenbühne, weiter, am Amsel-Stausee vorbei, weiter, bis zur Baude am Amselfall. Eine Baude wird hier immer so was wie eine Berggasthütte genannt. Berge? Na gut, wir sind knapp 300 Meter hoch, aber trotzdem ist das hier bergig, eigentlich sogar sehr bergig.
Eben war die Stimmung noch gut, da wird sie schlecht. Überraschung für alle an der Amselfall-Baude. Das gibt's doch gar nicht, wo ist die Sonne hin, die eben doch immer mehr durchkommen wollte? Na immerhin gibt es hier eine überdachte Terrasse für uns. Für uns, also für alle, die es bis hierher geschafft hatten, wobei wohl nur die wenigsten auf dem Malerweg sind, schließlich gibt es auch noch viele andere Strecken hier in der Gegend. Wir haben ein Dach über'm Kopf. Der Regen wird immer stärker, und die Gedanken kreisen. Wie lange würde ich hier pausieren können, um immer noch den Bus im Polenztal zu schaffen?
Jetzt zu diesem Zeitpunkt wäre eigentlich ein Umdrehen fast schon ausgeschlossen. Eine Stunde für's Zurückgehen

bis Rathen oder geschätzte zwei Stunden bis ins Polenztal. Nach 20 Minuten wird es trockener, Hektik um mich rum, fast schlagartig brechen alle auf. Wir gehen weiter. Wir, das sind neben mir überraschenderweise die vier Männer von gestern, von denen sich ja einer im Verlaufe der Steigung am Flüsschen Wesenitz so verdient gemacht hatte, beim Finden einer Abzweigung. Komisch, wie man sich oft immer wieder über den Weg läuft.
Mensch, so was - nach zehn Minuten stehen wir unter einem Felsenvorsprung, es regnet schon wieder. Grübeln, sollte man doch zurückgehen, oder was? Wie lange wird es diesmal regnen? Dann geht's weiter, umgangssprachlich könnte man sagen: *„Scheißegal, jetzt müssen wir da halt durch, egal was kommt!"* Es geht sehr steil hoch. Hier spürt man mal wieder, wie toll Sandstein als Wanderunterlage ist. Man rutscht quasi nie darauf aus, auch nicht bei Regen. Nur die Holzstufen, die immer wieder irgendwann von fleißigen Menschen eingebaut wurden, um das Gehen zu erleichtern, sind oft sehr rutschig.
Zwischendurch erwartet uns ein Steilstück mit Granitpflasterung. Spiegelglatt bei Regen, man würde sich ein Geländer wünschen; wer hatte bloß die Idee, in dieser Gegend, wo es vor Sandstein nur so strotzte, Granitwürfel zu verarbeiten?
Dann geht's durch Rathewalde und vierhundert Meter vor mir die vier Männer, die sind eben jünger. Den Abschnitt vor dem Hocksteinparkplatz kenne ich schon vom letzten Jahr. Ich werde langsamer und halte an einem Baum an, um mich vorzubereiten. Von dieser Hochebene aus hat man einen weiten Rundumblick. Rechts und links hinten türmen sich immer dunklere Wolkenformationen auf, eigentlich sind dunkle Wolken inzwischen komplett um mich rum, und man kann sehen, wie es an vielen Stellen regnet

und windig scheint es dort auch zu sein – das wird nicht mehr lange gut gehen!
Meinen Rucksack stelle ich ungern nur einfach ins Gras, also ein Baum, ein Bäumchen, der etwas Schutz gibt. Es ist noch trocken. Karte wegpacken, die darf nicht nass werden, Schirm herausnehmen, Pullover überziehen und Regenjacke. Bis eben war mir eigentlich noch warm gewesen, so nur mit dem Hemd, aber es war ja auch recht steil hoch gegangen. Also gleich Pullover und Jacke, man soll ja auch möglichst alles dabei haben – für jedes Wetter. Und dass das Wetter heute nicht gut werden würde, das war doch eigentlich klar gewesen. Jetzt so gut vermummt, bin ich einigermaßen gewappnet.

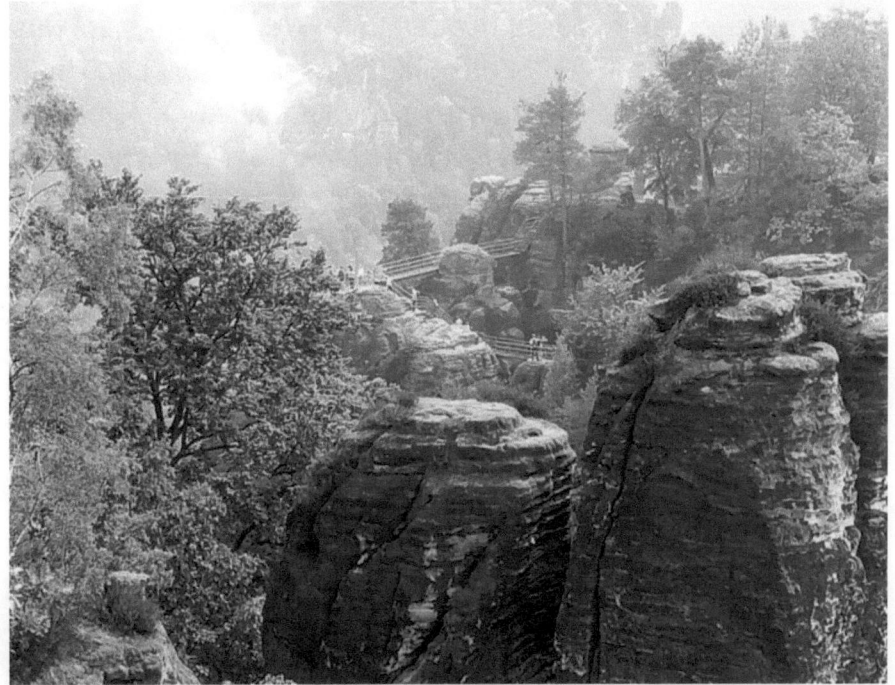

Das, was sich da hinten zusammenbraute, würde ganz einfach Regen bringen müssen! Die Männer vor mir sehe ich schon nicht mehr, auch ich gehe weiter, auf exponierter Strecke. Ganz plötzlich, tatsächlich, jetzt fast ohne Vorwarnung, Wind und erste Regentropfen. Aber totales Glück im Unglück, direkt wo ich an einer Minihütte neben einer Bushaltestelle vorbeikomme, geht ein derartiger Regen und Sturm los, wie ich es vor einer halben Stunde nie und nimmer für möglich gehalten hatte. Mit einem Ehepaar sitzen wir nun da. Ich frage mich, wo die vier Männer geblieben sind, haben die es noch trocken bis zur nächsten Gaststätte geschafft? Die schienen gar nicht auf Schlechtwetter vorbereitet zu sein.

Immer noch im Wartehäuschen, zwar ein ganz schön dreckiger Ort, aber immerhin fast trocken. Höchstens Windböen treiben ab und zu Regentropfen durch die Türöffnung herein. Das Fenster ist auch nicht mehr drin. Nach zwanzig Minuten spekuliert das Ehepaar mit Weiterfahrt per Bus, Abbruch ihrer Tour für heute. Laut Aushang soll auch bald ein Bus kommen. Ich denke mir, knapp zwei Kilometer vorm Tagesziel breche ich nicht mehr ab. Poncho raus, Mensch ist der klasse, Schirm aufgespannt und los geht's, die Leute denken wohl, ich spinne. Der Regen prasselt der Wind pfeift, ich komme voran, mir kommen sogar Leute mit Sandalen entgegen, harte Hunde diese Sachsen und mit Kindern!

So ein bisschen fühle ich mich jetzt getrieben. Weit bis zum Ende der Etappe kann es nicht mehr sein und der Bus, der mich hier rausbringen soll, würde auch nicht warten. Aber noch knapp zwei Stunden Zeit, das sollte eigentlich reichen. Zu allem Überfluss fehlen hier dann an zwei Stellen vernünftige Hinweisschilder. So verpasse ich leider den Hockstein, mache einen Umweg. Bei schönem Wetter ist der Hockstein eine extrem ausgesetzte Aussichtsplattform, ich aber orientiere mich bergab, nicht ganz ungefährlich, so mit den nassen Steinen, besonders die Holzstufen sind glatt. Manchmal ist mein Weg auch so was wie

ein kleiner Flusslauf geworden. Kurze Sorge, ob ich hier nicht in die falsche Richtung gehe, aber dann stoße ich unten wieder auf das ‚M' und folge der Markierung.
Kurz nach zwei - bin froh, dass ich eine Gaststätte sehe. Es schüttet noch immer, dass muss die Gaststätte Polenztal sein, mein Etappenziel. Nur schnell rein, der Wirt schaut mitleidig. Schmutzige Schuhe, nasse Klamotten, nasser Regenponcho, tropfender Schirm - scheinbar kein Problem für die Leute hier, Freundlichkeit. Was macht man? Karte raus, Smartphone raus, ob hier wohl ein Netz ist, einen Kaffee und ein Stück Kuchen bestellt, man will ja nicht unhöflich sein, und außerdem tut das gut. Dann gefragt, wie das mit dem Bus gehen kann, weil hier zwei Buslinien vorbeikommen. Eine andere Wanderin kommt rein, ohne Poncho, total klitschnass - verschwindet gefühlte zwanzig Minuten in der Toilette. Ob die wohl versucht, ihre nassen Klamotten unter dem Handtrockner wieder trocken zu kriegen?
Am Ende dieser Etappe habe ich jetzt doch noch ganz schön Luft nach hinten. Fast schon Langeweile. Aber ich habe es geschafft, da bin ich erst mal froh und die kommenden Tage sollen ja besseres Wetter bringen. Der Bus, den ich mir ausgeguckt habe, soll erst um 15:39 kommen und dann in Richtung Sebnitz fahren. Das ist zwar alles ungünstig, umständlich, aber erst mal nur weg von hier. Und als ich gegen kurz nach drei losgehe, den einen Kilometer in Richtung Bushaltestelle, hört es doch fast tatsächlich auf zu regnen. Dieses Regenband scheint rüber gezogen zu sein. Stimmung gut, langsam noch besser. Der Busfahrer nimmt mich aus Gutherzigkeit sogar umsonst mit, lässt mich in Amtshaidendorf raus, mitten in der Walachei, es gibt nur so was wie einen Bedarfshalt oberhalb der Straße und wahrscheinlich waren hier schon seit

Monaten keine Menschen mehr gewesen. Der Triebwagen kommt, alles pünktlich, du glaubst es kaum, und dann bin ich auch schon unterwegs, zurück zum Nationalparkbahnhof Bad Schandau.
Inzwischen scheint fast wieder die Sonne – was für ein Wechselbad der Gefühle, aber der Fährmann hat scheinbar keine Lust, uns abzuholen, so sitzen wir da, warten gemeinsam fast dreißig Minuten, ehe er sich erbarmt, zu uns rüberzukommen und uns zurück zum Elbanleger zu bringen. Ach ja, er hat seine festen Zeiten: 25 und 55 Minuten, jeweils nach der vollen Stunde.

Am Ende der Etappe scheint alles irgendwie einfach
Die Zeitangabe aus dem Führer kommt hin mit etwa vier Stunden. Man startet in Wehlen, kämpft sich wie üblich erst mal aufwärts, da man ja fast immer aus dem nächsten Bereich eines Gewässers startet, und die sind ja bekanntlich immer an den tiefsten Stellen, dann geht es durch Mischwald, dominiert von uralten Buchen parallel zur Elbe und fühlt sich einsam. Aber das ändert sich schlagartig, wenn man in die Nähe der Bastei kommt. Diese Felsenburg ist an fast allen Tage ziemlich überlaufen, es sei denn, man ist schon vor elf Uhr da und noch besser: das Wetter ist schlecht. Aber dann macht es auch nicht so viel Spaß. Also erträgt man den Rummel und konzentriert sich auf die Felsendome, Abgründe und vor allem die Bauwerke mit der halbrunden Brücke.
Der Abstieg ist dann erst mal nichts für Leute mit Knieproblemen, denn es geht sicherlich eine knappe halbe Stunde je nach Tempo über Stufen bergrunter. Unten passiert man die Felsenbühne und erreicht den Amsel-Stausee, wo man seine Pause mit Bootfahren füllen könn-

te. Aber auch eine halbe Stunde später kann man Rasten und sich stärken in der Amselfall-Baude.

Es folgt ein eher leichterer Anstieg, verglichen mit Streckenabschnitten, die noch kommen sollen, aber davon weiß man ja in diesem Augenblick noch nichts, was vielleicht auch besser ist, zumal man hier auch schon ganz schön in Schweiß kommt. Oben wandert man dann über eher flaches weitläufiges Gelände, kommt durch Rathewalde und nähert sich Hohnstein. Bei guter Kondition sollte man auf jeden Fall den Hockstein wegen seiner wunderschönen Panoramaplattform ansteuern. Kurz davor fehlt allerdings ein Hinweiser, so dass man zum Hockstein nach rechts und zu einem Wasserlehrpfad nach links unten abbiegen kann. Unten angekommen nähert man sich dem Endpunkt der Etappe, dem Polenztal.

Will man hier per Bus wegfahren, dann muss man sich nach dem Ort der Haltestelle am besten rechtzeitig in der Gaststätte erkundigen, wenn man nicht das Glück hat, hier zu übernachten. Aber ich hatte ja schon mal beschrieben, dass ich es angenehmer fand, meinen festen Ort in Bad Schandau zu finden, insofern muss man sich Gedanken machen, wie man hier wieder wegkommt, was nicht ganz so einfach ist. Zumindest so lange nicht, bis der Wanderbus wieder die direkte Strecke über Waitzdorf fahren kann, die vor zwei Jahren durch Starkregen komplett beschädigt worden war und dessen Restaurierung knapp drei Millionen kosten soll, und dieses Geld ist noch nicht da.

Was ansonsten den persönlichen Status Quo anbetrifft, so geht es nach dieser zweiten Etappe den eigenen Füßen und Beinen schon etwas schlechter als am ersten Abend, was wahrscheinlich allen so gehen wird – aber ich denke, sie fühlen sich auch nicht ganz so schlecht an, wie man dies womöglich befürchtet hatte – Betonung auf ‚noch'.

Und was meine Fitness generell anbetrifft, so sollte ich mal zwischendurch erwähnen, dass ich mir vor neun Wochen beim Sport meinen linken Fuß ganz eigenartig verletzt hatte und es wurde und wurde ganz einfach kaum besser. Und nun wundere und freue ich mich darüber, dass ich sogar schon zwei Etappen geschafft hatte. Meine Erkenntnis: das liegt an den Wanderschuhen, die ich eigentlich eine Nummer zu klein gekauft hatte, aber jetzt gibt der enge Schuh meinem Fuß gute Stabilität, so dass ich inzwischen schon mehr geschafft hatte, als ich mir dies noch vor einer Woche in meinen kühnsten Träumen nicht hätte träumen lassen. Ich jedenfalls sitze später wieder in ‚meiner' Pizzeria. Und mir fällt auf, es gab bisher bereits so viele Eindrücke, dass man schon gar nicht mehr nachdenken kann, über die große Politik und all das andere – hier ist die Welt eben noch in Ordnung, Ein Gedanke, den ich auch an späteren Tagen immer wieder mal im Kopf hatte. Und: darüber muss man doch wirklich dankbar sein.

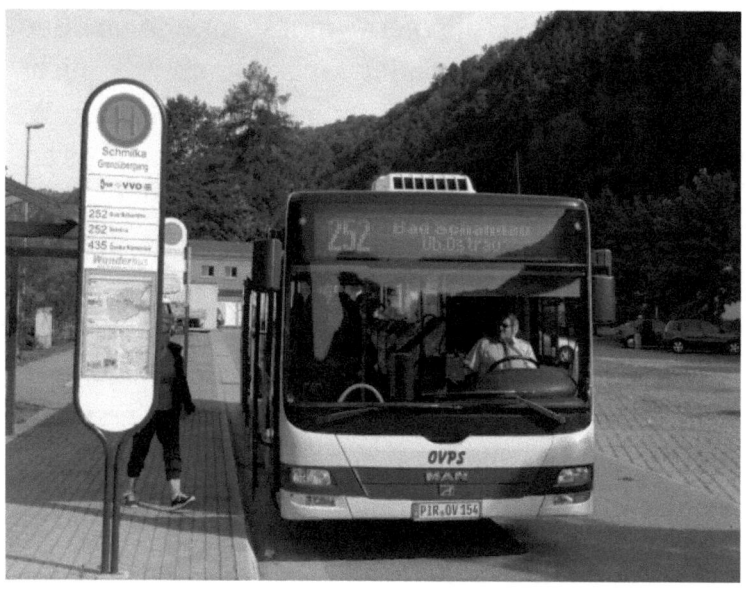

Der 3. Tag:
Polenztal bei Hohnstein bis Ostrauer Mühle

> *Diese Etappe wird schon ein erhöhtes Anforderungsniveau verlangen. Insgesamt kommt man auf gut 13 Kilometer, von denen es 510 bergauf und 550 bergab gehen wird. An Zeitplanung sollten gut fünf Stunden angesetzt werden – würde man noch einen Abstecher zur Burg in Hohnstein machen, dann käme noch eine Stunde oben drauf. Der Schwierigkeitsgrad ist mit ‚mäßig schwierig' einzustufen; allerdings bis auf den Abstieg durch die Dorfbachklamm am Ende der Tour.*

Gedanken und Abläufe bevor es heute losgeht

„Hohnstein mag ich nicht!" Sollte ich die Beschreibung einer Etappe mit einer derartigen Formulierung beginnen? Aber diese Aussage hat schon so was wie Geschichte. Letztes Jahr hatte ich nämlich von hier aus eine Tagestour machen wollen. Aber der Ort liegt derart in einem engen Kessel, es ist alles besonders steil und es ist schwer, sich bei der Anfahrt sofort zu orientieren und die Parkplatzsuche ist auch so eine Sache. Deshalb hatte ich mich letztes Jahr entschieden, den PKW außerhalb zu parken und um Hohnstein lediglich herumzuwandern.

Aber in diesem Jahr wollte ich ja erklärtermaßen alle Etappen des Malerweges ohne Unterbrechung durchwandern, und so kommt man um das Thema Hohnstein nicht drum rum. Zum Glück ist es heute schön sonnig, somit fällt schon mal ein Belastungsaspekt weg. Um von meinem Quartier zurück zum Gasthaus am Eingang ins Polenztal zu gelangen, welches tief unterhalb der Burg liegt, muss es heute früh noch schneller gehen, als gestern. Denn um den Bus 237 in Pirna zu erreichen, der an diesem Pfingstmontag um 8:40 starten würde, müsste ich die Bahn um 8:11 nehmen. Und vorher auch noch dort hinkommen. Sollte ich es um 7:55 an der Fähre versuchen oder gleich per Fahrrad die drei Kilometer hinten rum über die neue Brücke bis zum Bahnhof nehmen?

Unterwegs sein – Empfindungen und Eindrücke ‚ungefiltert'
Schlecht geschlafen, paarmal wach gewesen, nur nicht verschlafen! Hoffentlich klappt das mit den Anfahrten, die Umsteigezeit in Pirna würde sieben Minuten betragen, darin enthalten drei Minuten Fußweg, wenn – ja wenn der Zug pünktlich ist. So ein wenig geht mir jetzt durch den Kopf, dass der tägliche Zwang zur An- und Abreise doch mehr Stress und Sorge verursacht, als ich dies angenommen hatte. Aufstehen, langsam auftreten, sich hinstellen, spüren, was machen die Füße, wie geht es den Knien, zwickt die Hüfte, tut irgendwas Neues womöglich weh?
Um 7:20 bin ich schon aus meinem Zimmer raus – aber halt, wieso habe ich noch nicht meine Wanderschuhe an? Na gut, gestern und vorgestern habe ich sie mir immer nach dem Frühstück angezogen, aber heute will ich ja sofort nach dem Frühstück los. Schnell zurück, meinen linken Fuß mit Diclofenac-Schmerzsalbe eingecremt, Schuhe umgetauscht und dann zum Fahrradkeller. Ich stelle mir schon mal das Fahrrad startbereit neben dem Frühstücksraum zurecht, damit ich später keine Zeit verliere. Und zu meiner Verwunderung sitzen auch schon einige Gäste an den Tischen. Ich hatte immer gedacht, es würde erst ab 7:30 Frühstück geben, da hatten es wohl andere noch eiliger als ich oder sie hatten nur besonders großen Hunger. Scheinbar geht das auch, na das merke ich mir für die

nächsten Tage. Manchmal können ein paar Minuten auch entscheidend sein.

Und nun sitze ich im Zug und der fährt nicht los. Ich bin ohne bei der Fähre vorbeizuschauen gleich die ganze Strecke zum Bahnhof per Rad gefahren. Sicher ist sicher, da weiß ich zumindest, dass ich auf jeden Fall rechtzeitig ankomme. Ging auch schneller, als ich dachte. Acht Uhr, der Triebwagen stand schon bereit, startet ja auch hier in Bad Schandau auf einem Extragleis. Blicke auf die Uhr, na endlich, er bewegt sich – zwei Minuten Verspätung am Start. Ich rechne hoch: wenn er jetzt sein normales Tempo fährt, dann habe ich noch fünf Minuten, um den Bus in Pirna zu kriegen. Eigentlich sechs, denn er muss ja nach dem Start noch eine kleine Runde am ZOB drehen und wenn ich ihm dann möglicherweise winkend nachlaufen würde, in der Regel sind die Fahrer locker drauf und sehen den Touristen hier noch als wertvollen Menschen an. Das heißt, zwei, drei Minuten dürfte sich der Zug noch mehr an Verspätung einhandeln.

Aber nun steht der Zug tatsächlich schon wieder - auch noch etwas länger in Königstein. Ich gehe in Gedanken die Möglichkeit durch, welche Alternativen ich haben würde, wenn ich den Bus in Pirna nicht schaffen sollte. Dann müsste ich gleich mit dem nächsten Zug wieder zurück fahren bis Bad Schandau, wenn es gut liefe, könnte ich mit Zeitpuffer um die fünf Minuten dort den Bus 260 in Richtung Sebnitz um 8:56 nehmen, der um 9:25 dort ankommen würde und würde dann von dort aus mit dem 261er weiterfahren, müsste unterwegs dann noch in den 237er umsteigen und wäre dann um 10:40 im Polenztal. Würde ich dies aber nicht schaffen, dann gäbe es auch noch die Möglichkeit, um 9:18 mit der einspurigen Regional-Bimmelbahn Richtung Sebnitz-Amtshaidendorf zu fah-

ren, dort zu warten, und mit dem 237er käme ich dann um 13:10 im Polenztal (...) - *„Ach, was soll das, konzentrieren wir uns doch lieber auf die positive Seite und dass das mit der aktuellen Anreise schon klappen wird."*
Kurz vor Pirna, es sieht noch machbar aus; der Rucksack wird geschultert, der Sitzplatz überprüft, ob nichts vergessen wurde und dann runter zur Tür. Da ich weiß, wo man in Pirna den Bahnhof in Richtung ZOB verlassen muss, besonders wenn man's eilig hat, habe ich mich schon in den hintersten Waggon gestellt – das würde die Distanz bis zur Abfahrtstelle noch mal um hundert Meter im Idealfall verringern. Macht so um die 20 Sekunden (...) *„Ja, meine Güte, spinne ich denn – ich bin doch hier im Urlaub und nicht auf der Flucht!"* Stimmt.
Alles ‚wenn', ‚würde' und ‚hätte' war unnötig. Ich sitze im richtigen Bus Nummer 237, hatte sogar noch drei Minuten Spielraum, bin der Einzige. Und jetzt nehme ich mir vor: *„Ab sofort will ich den Urlaub entspannt genießen!"*
9:24 – superpünktlich nähern wir uns der Bushaltestelle Polenztal; die kenne ich schon von gestern. Und die ersten tausend Meter bis zur Gaststätte Polenztal kenne ich auch. Schön, etwas wiederzuerkennen.

> *„Da strömet durch das Polenztal, der Bach mit holdem Rauschen,*
> *das Laub ist dicht, der Pfad ist schmal, wie selig, so zu lauschen!"*
> (Vers aus dem Gedicht von Hugo Lissauer - Seite 3)

Das tut gut. Und auch das Wetter tut gut, bin euphorisch, was für ein Unterschied zu gestern. Sollte ich noch mal reinschauen in der Gaststätte, beim Wirt, der gestern auch einigermaßen angeschlagen wirkte, ‚Guten Morgen' wünschen, ob die mich dort wiedererkennen? Nein lieber weiter – aber eigentlich bin ich ja so früh dran, ein bisschen Trödeln könnte doch nicht schaden.

Links hinter dem Gasthaus über die Brücke, ein wunderschön enggeschnittenes Tal erwartet mich. Gerade früh am Morgen, wenn einem die Sonne in dem Tal, genannt ‚Bärengarten', mit seinem wildromantischen Flüsschen entgegen schimmert, ist die ganze innerliche Aufregung wegen der Anreise sofort wie weggeblasen. Hinter jeder Biegung, hinter jedem Felsenknick erfreut man sich an einem neuen, noch schöneren Natureindruck. Wirklich überragende Eindrücke. Der Bärengarten ist so eine Art Klamm, durch die sich ein Bach schlängelt Eigentlich hätte ich gedacht, dass ich heute etwas müde sein würde, weil dies in der Regel oft am dritten Tag zu erwarten ist, aber noch geht es. Deshalb genehmige ich mir auch einen Abstecher in Richtung Burg, Dauer bis hier gut 30 Minuten, wobei es zur Burg extrem steil hoch geht. Sollte es regnen, dann sind die Granitsteine derart glitschig, dass man sich kaum auf ihnen halten könnte; aber heute scheint die Sonne. Die Burg ist nicht unbedingt der Renner. Vielleicht erwartet man aber auch ganz einfach zu viel. Umweg inklusive Besichtigung des Burgturmes mit vielen, in diesem Stadium der Wanderung unnötigen, Stufen ungefähr eine Stunde.
Wieder zurück auf der offiziellen Strecke des Malerweges in Richtung der Brandaussicht. Ich mache noch einen kleinen Abstecher zur Gautsch-Grotte, aber auch hier verspricht der Führer mehr, als man später geboten bekommt. Wenn ich jetzt auf die Karte sehe, dann habe ich von der eigentlichen Etappe vielleicht erst zwei Kilometer geschafft, aber irgendwie fühle ich mich schon ein wenig geschlaucht. Die gehobene Anfangsstimmung, die mich zu den Abstechern zur Burg und zur Grotte animiert hatte, hatte wohl doch etwas Trügerisches gehabt.
Noch bestaune ich immer wieder die riesigen Felsblöcke und die interessanten, oft grün überwucherten Felsenwände

an den Seiten. Aber nach und nach spüre ich, wie sich der Weg zumindest gefühlt immer länger hinzieht. Allein bis zur Aussichtsplattform mit gutem Ausschank – allerdings mit viel Betrieb - genannt ‚Brand', zieht sich bis jetzt schon ganze zweieinhalb Stunden hin. *„Ohne Ende, obwohl der Weg fast immer nur eben verläuft".* Vielleicht ist es nicht nur der dritte Tag, sondern auch die Sonne, die ihren Teil dazu beiträgt. Die letzten Kilometer geht es sogar auf einer Straße mit ganz viel Publikum, hätte ich an dieser Stelle echt nicht gebraucht!

Heute ist ein Radler meine ‚Rettung'. Ich bin total geschlaucht, setze mich mit dem halben Liter in die hinterste Ecke, will von Sonne draußen erst mal nichts sehen und mache mir einige Reisenotizen. Ein wenig Sorge ist jetzt auch spürbar, gemäß dem Motto: ich habe ja noch zwei Drittel des Tages vor mir. Es würde auch deutlich mehr auf und ab geben, wie soll ich die noch schaffen? Jetzt gleich folgt ja erst mal ein richtig starker Abstieg – vom Brand runter ins Tal (‚Tiefer Grund'). Und morgen wird es ja noch deutlich anstrengender und ausgesetzter. Für die weite Sicht von hier oben mit dem Blick über Tafelberge, Wälder und Felsformationen habe ich nicht viel übrig. Habe immer noch im Kopf, wie ich bloß die folgenden 160 Höhenmeter bergrunter hinter mich bringen kann. Eigentlich sollte der Brand ja so schön sein ...

*„Und dir, vom „Brand" entzückend' Bild, voll ungeahnter Schöne,
das Tümmels Dichterherz erfüllt, des Dankes Lob ertöne!"*
(Vers aus dem Gedicht von Hugo Lissauer – Seite 3)

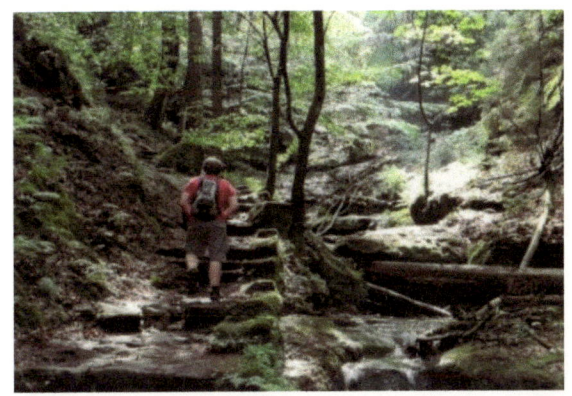

Manchmal wenn man leidet, dann gehen die Pausen doch viel zu schnell rum. Das Radler (‚Bier mit Brause', für die, die das Wort nicht kennen) brachte mich aber anscheinend wieder ein wenig in Schwung, jetzt ging es sehr steil bergab, fast 20 Minuten nur Treppen, was heißt Treppen? Das sind zum Teil alles andere als Treppen, es kommen Felsblöcke, Stufen, Holzbalken und manchmal auch Eisentreppen. Alles durch wunderbar intakte Natur, große Buchen, Farne, auch Gebüsch und immer wieder Felsen. Ich frage mich, wer um alles in der Welt hat diese ganzen Materialien hier für die Stufen herbeigeschleppt, um diesen tollen Abstieg so zu gestalten? Eine unglaubliche Arbeit, alle Achtung.

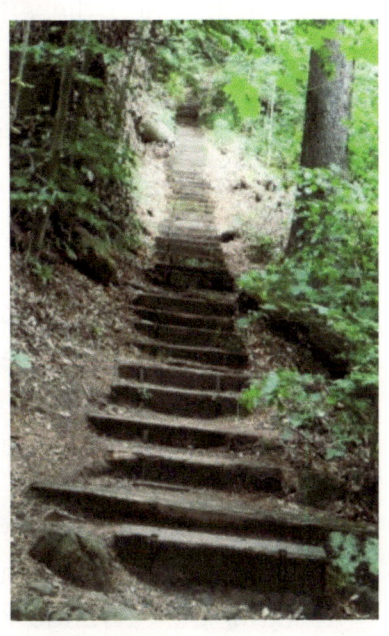

Unten im Tal angekommen geht es nach einer kurzen Strecke auf der Straße

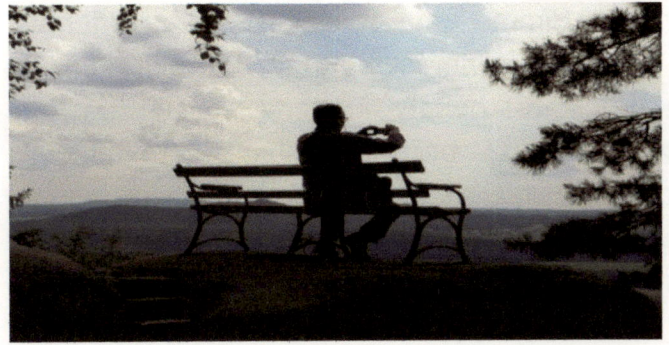

49

gleich wieder 20 Minuten steil bergauf – wunderbar ausgetretene Steinstufen, umringt von Gras und Farnen. Hätte in Brand fast nicht gedacht, dass ich das so überstehen würde, na ja kaputt, aber das ist wohl jeder hier an dieser Stelle. Es geht vorbei an Waitzdorf. Um die Füße zu schonen, gehe ich nicht auf der Asphaltstraße, sondern am Seitenrand.

Zwei Aussichtspunkte lohnen den Abstecher nach rechts. Natürlich wieder einige Extrameter – eigentlich hätte ich mir vielleicht auch diesen Abstecher sparen sollen, weil ich doch schon so kaputt bin, aber ich bin auch irgendwie ein neugieriger Mensch. Ich sehe zwei junge Frauen mit Hund am Rande eines hohen Felsens sitzend und die herrliche Aussicht von hier oben genießend (später stellt sich heraus, dass sie aus Karlsruhe sind und hier immer irgendwo zelten). Es ist wunderbar friedlich.

Mir tun die Füße weh, aber zum Glück verläuft die Strecke erst mal recht einfach auf breitem gut begehbarem Weg immer leicht bergab. Bis man dann bei Kohlmühle die Talsohle erreicht. Laut Karte ist das der sogenannte Mühlweg – aber hier wimmelt es ja nur so von Mühlen und den damit verbundenen Begriffskombinationen. Hier gab es mal ein riesiges Werk, ‚Kohlmühle', na klar! Alles jetzt verlassen – Resultat der „Wende"? Es geht eine Weile ganz nett weiter an einem Bach entlang neben dem einspurigen Schienenstrang der Bimmelbahn, die ich gestern benutzt hatte. Gerade kommt mir der Treibwagen vorbei, den ich gestern auf der Rückfahrt benutzt hatte – Mensch, um diese Uhrzeit war ich gestern aber schon deutlich weiter.

Ich nehme noch ein wenig den Duft der Wiesen in mir auf und bin gefangen von der Atmosphäre, ehe es dann ganz mühselig relativ anstrengend berghoch in Richtung Altendorf geht. Am Ende geht man zwei bis drei Kilometer

Straße, einsam, aber man bekommt erneut etwas zu sehen, was man in den meisten Gebieten Deutschlands schon nicht mehr zu Gesicht bekommt: Kühe die genüsslich auf der Wiese fressen und ihr Dasein genießen. Ansonsten liegt Altendorf auf einem Hügelrücken knapp 300 Meter überm Meeresspiegel.

Der Führer schlug diesen Ort als Etappenziel vor, doch nach kurzem Ausruhen denke ich mir, warum soll ich hier auf einen Bus warten, wenn ich mich doch in erreichbarer Nähe von Bad Schandau befinde. Also – noch mal aufraffen! Es geht aus der Ortsmitte gut beschildert, was ja nicht immer der Fall ist, in südöstlicher Richtung. Erst etwas Straße durch ein schönes Neubaugebiet, *„Wer baut hier in der Einöde bloß ein Haus und wovon leben die Leute?"*, denke ich mir. Die Straße verläuft leicht bergab, was für das Ende einer Etappe natürlich angenehmer ist, als wenn es noch mal berghoch gehen würde. Dann weiter, wunderschön geschlungen über Wiesen und an kleinerem Buschgehölz vorbei und dann folgt noch mal eine sehr knifflige Aufgabe.

Es geht wirklich total halsbrecherisch bergrunter. Später erfahre ich vom Vermieter, dass das die Dorfbachklamm war, durch die es da runter ging. Am Ende einer Etappe und dann mit einer derart rutschigen Schwierigkeit, wirklich nicht ganz ohne! Nur keinen falschen Tritt machen, lieber langsamer als zu schnell gehen, lieber noch mal orientieren, Gleichgewicht halten, nicht wegrutschen, absteigen. Über mehr als 300 Stufen. Mal auch im Flussbett, man sollte einigermaßen schwindelfrei sein. Viele Stufen sind sehr verwittert und abgenutzt. Und ich frage mich erneut, wer sich vor wie vielen Jahren diese Mühe gemacht hatte, sie in den Fels zu hauen oder die Gesteinsbrocken als Stufen anzuordnen.

Nur nicht stürzen, aber es haben ja auch schon andere vor mir diese Passage geschafft. Irgendwann bin ich unten im Kirnitzschtal; *„In der Heimat angekommen",* denke ich bei mir. Hier kenne ich mich aus. Man hätte diesen aufregenden Abstieg allerdings auch umgehen können. Das wäre aber nicht die offizielle Route des Malerweges gewesen. Zurück nehme ich die gelbe Kirnitzschtal-Schmalspurbahn und schon nach fünf Minuten steige ich am Botanischen Garten, direkt vor meiner Herberge aus. Geschafft!

Nach einer Etappe ist man immer ein bisschen schlauer
Leider erwischte mich die Zeitangabe des Naturpark-Führers auf dem falschen Fuß. 11,7 Kilometer und fünf Stunden zwischen Hohnstein und Altendorf können eigentlich nicht stimmen; höchstens, wenn man auf die Abstecher verzichtet. Die Etappe ist schon recht anstrengend, zumal man oft gerade am dritten Tag so was wie einen ersten Hänger hat. Die Anfangspower ist verbraucht, man fühlt sich zu Beginn des Tages noch schwungvoll und vergisst, was da noch kommt. Vielleicht hätte ich die Besichtigung der Burg weglassen sollen, vielleicht hier oben bei der Burg auch starten. Am Anfang gleich mal bergab zu gehen ist sicherlich viel weniger fordernd, als erst mal dort hoch zu stiefeln. Aber ich wollte nicht, wie der Führer dies vorschlug, an der Burg starten, sondern im Polenztal an der Gaststätte, in der ich gestern am Ende der Tour noch eine lange Zeit gesessen hatte, als ich auf den Bus wartete. Und der Transport von und nach Hohnstein ist eben auch ein besonderes Kapitel.
Der dritte Tag ist bei längeren Wanderungen meistens der schlimmste Tag, die Energie der ersten Tage ist schon so ein bisschen weg und man spürt die Belastungen der ersten beiden Strecken an Muskeln und Gelenken. Irgendwas

tut jedem hier schon weh, egal ob Hüftmuskeln, Knie, Rücken oder Fußsohlen.

Deshalb sollte man eigentlich an diesem Tage höchstens dann einen Abstecher machen, wenn man sich sehr gut fühlt. Mir war der Abstecher zur Burg und dann auch noch mal hin zur Gautschgrotte unnötig viel, was ich erst später merkte, und die Grotte war auch nicht unbedingt ein Bringer.

Gefährliche Abstiege sind nicht unbedingt was Schlimmes, im Führer wird manchmal deren Umgehung empfohlen, wie im Falle der Dorfbachklamm. Aber anders rum gesagt: wenn es heikel wird, dann schärft das noch mal die Konzentration. Dann geht es nicht um Geschwindigkeit, sondern um Achtsamkeit. Spüren was geht, sich jeden Schrittes bewusst sein - und genau das ist ja ein wesentliches Merkmal beim meditativen Wandern.

Die Praxis zeigt immer wieder: es sind meistens nicht die Schnellen, die ans Ziel kommen. Ein gleichmäßiger Rhythmus ist allemal besser, als so was wie ‚Run-and-Stop'. So auch heute, wo mich eine Gruppe (vier Lehrerinnen und ein Lehrer in den 50ern) erst überholte, unglaublich, ihr Tempo, gerade bergrunter, dann, nach anderthalb Kilometern holte ich sie wieder ein, eine hatte einen Schuh ausgezogen, Stein drin und deren Hund wollte wohl auch nicht mehr so richtig. Es dauerte nicht lange, dann zogen sie wieder an mir vorbei, um nach einer weiteren halben Stunde wieder aus meinem Sichtfeld verschwunden zu sein. Plötzlich waren sie hinter mir, kamen näher – sie hatten sich wohl zwischenzeitlich verlaufen. Als ich mich dann zwischendurch wieder mal umschaute: Ja wo bleiben die denn? Von da an habe ich sie bis zum Abend nicht mehr gesehen.

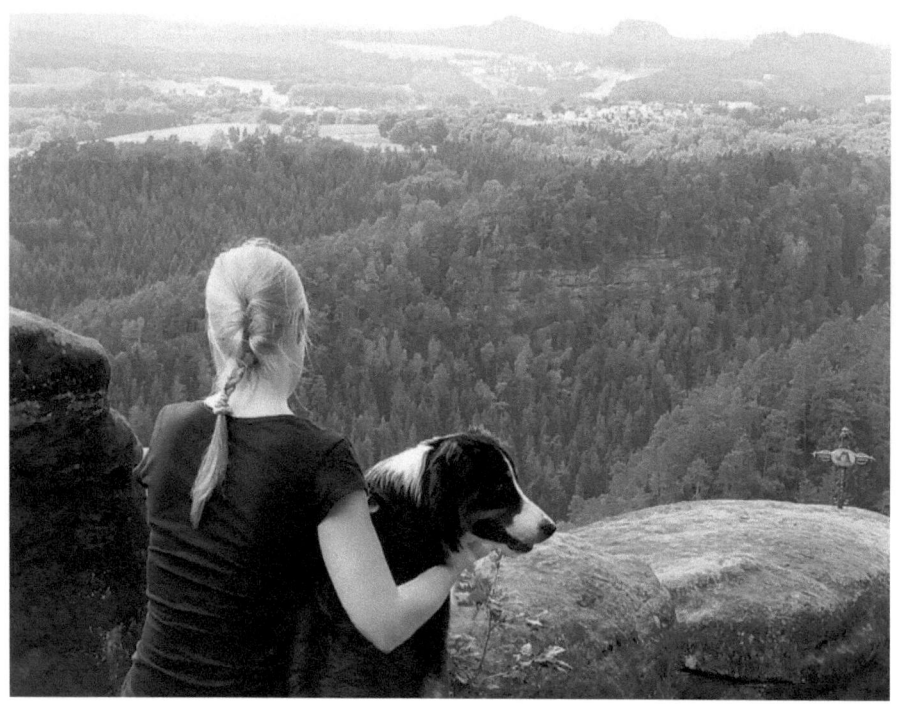

Junge Leute haben natürlich ein höheres Tempo – noch mal jung müsste man sein, oder? Verlaufen tun die sich so gut wie nie – Wander-Navi oder Handy-App. Klar, mit denen kann man nicht mehr mithalten, wenn man sich im reiferen Alter befindet. Man kennt dafür seine Grenzen, seinen Körper, seinen Geist. Lange Wanderungen sind immer auch zu einem großen Teil Kopfsache. Gruppen von jungen Leuten sind schnell unterwegs, aber dafür brauchen sie oft länger in den Raststationen für Bier und anderes. Habe ich heute zweimal erlebt. Die vier überholten mich vor Brand und ich sah sie noch in der Gaststätte Essen bestellen, dann überholten sie mich vor Kohlmühle und ich sah sie erneut einkehren - ich gehe weiter. Eigentlich, obwohl der Tag hart war, ging es ganz gut. Was gibt es besseres, als am Ende eines Tages mit sich zufrieden zu sein? Im Reinen?

Der 4. Tag:
Von der Ostrauer Mühle zur Buschmühle

> *Diese Etappe würde so ziemlich alles enthalten – von mäßig schwierig bis sehr anspruchsvoll. Es würden zwar ‚nur' gut 16 Kilometer bevorstehen, dafür aber würde es über mehrere ausgesetzte Felsenwege ziemlich viel rauf und runter gehen: etwa 670 Höhenmeter bergauf und 700 bergab. Gut sechs Stunden würde man dafür wohl schon benötigen. Und man würde mit dem ‚Kuhstall' eines der Wahrzeichen der Sächsischen Schweiz besuchen.*

Bevor es losgeht:
Gedanken und Abläufe vor dem Aufbruch

Wunderbar, gestern Abend hatte ich keinerlei Stress mit der Rückreise vom Etappenziel, endlich mal was Einfaches. Und heute würde es ähnlich problemlos gehen. So musste das sein, ankommen, kurz warten, die Natur auf sich einwirken lassen, das Grün der Bäume, das Geplätscher des Baches – einfach da sein, im ‚Hier-und-Jetzt' verweilen. Das war es, wonach ich suchte. Keinerlei Streitgespräche, keine Verpflichtungen, keine unsinnigen Diskussionen. Stattdessen entspannte Menschen, Wanderer, die wissen, wie es einem geht und Einheimische, die noch über eine ruhige menschliche Ader verfügen.

Mein Start, beziehungsweise meine Anreise zum Start würde heute fast vor der Haustür beginnen. Das macht die Anfahrt mehr als leicht. So habe ich gestern endlich mal keine Sekunde damit verbracht, mich um die Verkehrsverbindungen zu kümmern. Raus aus der Pension und schon würde die Tram kommen – oder wie das hier heißt: die

Kirnitzschtal-Bahn, wunderbar auffällig in Gelb gehalten, uralt, aber immer noch hervorragend funktionstüchtig. Dann zwei oder drei Stationen hoch bis zur Station Ostrauer Mühle und es würde gleich losgehen können.

Überhaupt, wer die 8 Etappen in Gänze durchwandern will und nicht besonders trainiert ist, der sollte sich morgens immer ein wenig beeilen, um tagsüber genügend Zeit zu haben. Abgesehen davon würde es heute Morgen für mich allerdings erneut besonders Sinn machen, nicht zu lange zu trödeln. Erstens würde man heute laut Plan knapp sieben Stunden zu wandern haben und zweitens würde man sich bezüglich der Fahrpläne der Busse für die Rückfahrt die Uhrzeiten notieren müssen: 14:30 (wohl nicht zu schaffen), 16:30 machbar, wenn man früh genug losging, oder als letzte Möglichkeit 18:30. Aber das konnte einem vielleicht auch schon wieder zu spät erscheinen; also wird 16:30 angepeilt.

Spätestens gestern Abend hatte sich etwas eingestellt, was ich schon viele Jahre lang kenne: meine Neigung zu Krämpfen in den Beinen und Füßen; ich spreche hier nicht von Muskelkater. Wer das Phänomen der Krämpfe nicht kennt, der kann sich gar nicht vorstellen, wie schlimm das sein kann. Vor vielleicht fünfzehn Jahren hatte ich mal eine Patientin, die erzählte mir, dass ihr Hauptproblem ihre fürchterlichen Muskelkämpfe seien. Damals hab ich das so ein wenig abgetan, heute kann ich nachempfinden, wie schlimm so was ist. Man liegt im Bett, macht irgendeine Bewegung, vielleicht streckt man sich, und plötzlich bekommt man an einer Seite des Fußes einen Krampf. Irgendeine Sehne, irgendein bisher nie bemerkter Muskel. Und man kann nichts dagegen tun – nur abwarten – schreckliche Schmerzen. Aus diesem Grund habe ich mir gleich heute Morgen ein Päckchen 400er Magnesium-Pulver zu Gemüte geführt, plus eine halbe Tablette ASSplusC, beides zum Glück noch vor meinem Start zu Hause gekauft.

Und das Wetter, was macht das Wetter? Was muss in den Rucksack, oder lasse ich alles so wie gestern? Vielleicht heute gleich die kurze Hose anziehen, dann habe ich nicht wie gestern das Problem mit dem Wechseln. Denn die Hose zu wechseln beinhaltet immer auch das Aufschnüren und Ausziehen der schweren Wanderschuhe. Ich habe das Gefühl, dass jeder der Gäste beim Frühstück vom Herbergsvater einen Hinweis erhalten möchte, wie er das Wetter für den Tag einschätzt. Man hat zwar inzwischen die neuen Medien und weiß vielleicht sogar mehr, als er, aber irgendwie denkt man immer wieder, vielleicht hat ja der Einheimische noch ein paar besondere Tipps aus seiner Erfahrung heraus im Ärmel – und am besten sollten diese Insider-Tipps auch noch möglichst gutes Wetter verkünden. Der Vorteil an meiner Pension, ich habe immer ein festes Zimmer, einigermaßen luxuriös, wenn man das so sagen kann, Dusche, heiß und kalt. Man spürt etwas Vertrautes, weiß schon, wie hier alles seinen Gang geht. Und ab 7:30 gibt es Frühstück, ich stecke mir immer noch ein trockenes Brötchen für den Tag ein - für unterwegs. Das hat die ersten Tage immer ausgereicht, zumal ich mir vorgenommen habe, nicht unnötig viel zu essen, und nur dann etwas zu mir zu nehmen, wenn ich auch wirklich Hunger haben würde. Wenn ich mir anschaue, was sich andere Gäste für den Tag einpacken lassen, dann staune ich regelmäßig, was sie wohl unterwegs damit machen – alles aufzuessen halte ich fast für nicht machbar, aber egal! Konzentriere ich mich lieber auf mich selbst und meinen Vorsatz, nicht gierig zu sein. Gier ist nämlich laut den Lehren des Buddhas eine der drei Grundübel für Leid.

Die Karte ist beim Frühstück immer dabei, ich würde sie eigentlich gar nicht brauchen, da der Malerweg fast perfekt ausgeschildert ist, aber trotzdem finde ich es gut, mir ein wenig den Verlauf im Vorhinein anzuschauen. Fokussierung auf den Weg, ist das vielleicht auch schon ein Teil meiner täglichen Wandermeditation? Klar ist natürlich auch, dass man die Rückfahrtzeiten grob im Kopf hat, um sein Tempo gegen Ende dieser Etappe womöglich ein wenig anzupassen. Aber die großen Schwierigkeiten, die es in den ersten drei Tagen gegeben hatte, sind heute und in den nächsten Tagen nicht zu erwarten. 14:30, 16.30 18:30 – leichter geht es nicht. Ein spezieller Bus fährt regelmäßig durchs Kirnitzschtal und kommt dabei auch direkt an meiner Unterkunft vorbei, ich habe ihn schon des Öfteren fahren sehen.

Immer noch in der Stube, wie fühlen sich die Füße an? Geht so, könnten besser sein. Zur Not habe ich auch noch eine halbe Iboflamm, man kann ja nie wissen. Aber eigentlich – und hier kann ich mich nur wiederholen – hätte ich noch vor einer Woche nicht annähernd geglaubt, überhaupt so weit zu kommen. Insbesondere, wenn ich bedenke, dass der Schwierigkeitsgrad doch etwas höher ist, als ich mir das zu Hause gedacht hatte. Um ganz sicher zu gehen, werden die Füße vor dem Anziehen der Strümpfe auch heute wieder mit Diclofenac eingecremt und dann zum Frühstück. Nur so viel essen, wie man auch Hunger hat. Das hatte ich mir ja schon ab dem ersten Tag vorgenommen. Ich hatte mal gelesen, dass man bei langen Wanderungen immer so ein kleines Hungergefühl haben sollte, na gut, das bezog sich auf Wanderungen in Lappland, aber warum sollte man das nicht auch hier anwenden? Hier, in unserem Wohlstandsland.

Zwischendurch mal angemerkt: Was sollte man möglichst unbedingt tagsüber dabei haben? Wasser, Reserveklamotten, Jacke, zumindest wenn der Wetterbericht nicht einen reinen Sonnentag verspricht, Karte, Pflaster, etwas Essen, Smartphone für Fotos, Notizen und zur Not für Onlineabfragen nach Verkehrsverbindungen, und: nur zur Sicherheit Sonnencreme, zumindest eine kleine Probetube (Gewicht).

Und unten in dem Edmundsgrund, welch' märchenhaft' Erzählen!
Es lauscht der Wald in weitem Rund, will ja kein Wort verfehlen.
(Vers aus dem Gedicht von Hugo Lissauer – Seite 3)

Ein Großteil aller Etappen verläuft zwar unter Bäumen, aber wenn es längere Partien wie heute über die sehr ausgesetzten Schramm- und Affensteine immer unter Sonneneinfluss gehen würde, dann sollten sich empfindliche Wanderer eincremen – eine Schirmmütze kann auch angebracht sein. Aber die macht auch bei Regenwetter Sinn.
Das Frühstück ruft – wie lange werden sie das hier noch anbieten? Der Vermieter meinte, sie kriegen trotz sehr guter Bezahlung einfach so gut wie kein Personal mehr, eines von den drei Unterkunftshäusern wurde schon stillgelegt. Die anderen beiden können nur weiter betrieben werden, weil inzwischen zwei Frauen aus Tschechien kommen. Sie nehmen jeden Tag eine vierzig Kilometer Anreise auf sich, um hier die Zimmer zu machen. Meines, so hatte ich dem Vermieter schon angedeutet, würde man zur Not gar nicht aufzuräumen brauchen, aber er meinte, das würde doch zum Standard dazugehören.
Ab dem vierten Tag lässt man nun wirklich die Alltagsrealität hinter sich. Hatte ich am ersten Abend noch eine Menge Fotos an eine Menge Menschen verschickt, so ging das spätestens gestern so gut wie gegen Null. Man ist so richtig drin. Man hat auch andere Sorgen, als den Leuten

daheim seine Abenteuer zu berichten. Viel wichtiger ist es inzwischen, in sich reinzufühlen, ob vielleicht was weh tut, worauf muss ich aufpassen, wenn ich aufstehe, keine zu schnellen Bewegungen, erst wieder warm werden.
Heute beginnen die langen Etappen, mit angegebenen sieben Stunden. Mal schauen, ob die Angaben stimmen. Bin froh, dass ich mein festes Quartier hier habe, man hat etwas Vertrautes und die nächsten Tage stellen bezüglich Anfahrt und Abfahrt zu den Start- und Zielpunkten der jeweiligen Etappen kaum Probleme dar.
Erst mal um 8:16 per Tram – das ist die erste, die heute fährt, bis Ostrauer Mühle, da muss ich wieder auf den ausgeschilderten Weg stoßen. Sonnig ist der Morgen, abends soll es eventuell Schauer geben. Was packe ich jetzt ein? Man sollte immer auch, obwohl man im Hier und Jetzt leben soll, schon den ganzen bevorstehenden Tag mit seinen Unwägbarkeiten und Herausforderungen mehr oder weniger im Kopf haben.
Wenn man es nicht zu eilig hat, dann kommen die Gedanken, und so ertappe ich mich gerade wieder, dass ich es schön und erleichternd finde, dass es heute kein Beinbruch sein würde, wenn man eine Verbindung verpasst. Dann nimmt man eben die nächste Tram in einer halben Stunde, das war gestern ganz anders!!! Und zurück – na gut, da würde man sich halt bis zu zwei Stunden vergnügen müssen, falls man einen Bus verpasste, aber warten hier, in dieser wunderbaren Umgebung, warum nicht. Geduld ist eine der Tugenden, die wir heutigen zivilisationsgeprägten Menschen kaum noch kennen.
Aber nun ist wirklich genug Zeit verstrichen – die Zeit des Aufbruchs naht, ich stehe unten neben der Straße, die durchs Kirnitzschtal verläuft, sich aufwärts durchschlängelt, entlang der Kirnitzsch. Kühlende Baumwipfel, ein plät-

schernder Bach, Auenwiesen, Rhododendren, Treppen, die Wegmarkierung zum Flößersteig, blauer Himmel und alle halbe Stunde die Kirnitzschtal-Bahn – fast ein mystischer Moment. Die Vorbereitung auf den Tag ist vorbei, da kommt sie, wie immer ganz im leuchtenden Gelb.

Unterwegs sein – Empfindungen und Eindrücke ‚ungefiltert'
Die Sonne knallt ganz schön. 8:16, die Tram ist immer pünktlich. Hab noch schnell meine Regenjacke rausgelegt, vor der Pension, über einen Gartenstuhl, wird ja wohl nicht geklaut werden, hatte mir gedacht, das Gewicht spare ich mir. Die Kirnitzsch plätschert wie eh und je, beruhigend, wenn nur die Autos nicht wären! Aber bald werde ich die ja auch los sein.
Ich bin der erste Mitfahrer in der ersten Tram, heute. Die Bahn ruckelt und quietscht, man muss wirklich aufpassen. Laut Tourismus-Info ist diese Bahn Deutschlands einzige dieser Art; insgesamt acht Kilometer ‚Nostalgie'. Muss man wirklich mal erlebt haben. Tagsüber fährt sowohl am Anfang wie am Ende der Strecke jeweils eine Bahn los. Da es nur ein Gleis gibt, muss es zeitlich immer so passen, dass eine von beiden Bahnen in der Mitte der Strecke auf einem Ausweichgleis wartet, so dass die andere daran vorbei fährt. Ich frage mich, wie oft sich die Fahrer am Tag gegenseitig begrüßen? Übrigens, aus Bad Schandau kommend, verlaufen die Gleise auf der rechten Straßenseite. Wenn man jetzt mit Auto oder Fahrrad aus Bad Schandau ins Kirnitzschtal hochfährt, kann das sein, dass man eine Weile hinter der Tram herfahren muss. Komplizierter wird es, wenn einem aber plötzlich auf seiner Seite eine Bahn entgegen kommt – nämlich diejenige, die oben am Lichtenhainer Wasserfall gestartet ist und jetzt zurück zum Kurpark nach Bad Schandau unterwegs ist. Für den

PKW-Fahrer heißt das, nur nicht in Panik geraten; denn, damit die Bahn ungehindert weiter in Richtung Tal fahren kann, hat dieser Autofahrer gegenüber dem Gegenverkehr zumindest an dieser Stelle Vorfahrt. Er darf also auf die Gegenfahrbahn ausscheren, während der Entgegenkommende warten und ihn erst mal vorbeifahren lassen muss. *„Wie, das wurde jetzt nicht verstanden? Dann wird es wirklich mal Zeit, dort hinzufahren und sich das vor Ort anzuschauen".* Auch ohne das Ziel, Wandern auf dem Malerweg, ist diese Bahn bereits eine Attraktion für sich.

Zurück zu mir - fast hätte ich den Ausstieg verpasst! Ich weiß, dass die Bahn normalerweise an jeder Haltestelle anhält. Warum sie das heute Morgen nicht macht, kann ich mir höchstens so erklären, dass hier noch nichts los ist, noch kein Publikumsverkehr unterwegs. Aber ich hatte mitgezählt und wollte beim dritten Halt aussteigen. Gerade noch rechtzeitig realisiere ich, dass wir schon kurz vor der Haltestelle Ostrauer Mühle sind, Campingplatz. Schnell den Halteknopf gedrückt, *„Tschüss und Danke",* gesagt, und ich stehe mal wieder wie jeden Morgen vor einem steilen Anstieg.

Und es geht hinterm Campingplatz auch wirklich gleich steil hoch. Nur nicht zu schnell starten, wer seine ‚Energie-Körner' gleich zu Anfang verschießt, der kommt nie ans Ziel.

„Markus, alles in Ordnung bei dir?", wird einer der drei jungen Männer von einem anderen gefragt, als sie mich gerade berghoch überholen. *„Mein Knie ist wieder gut,"* kommt prompt zurück. *„Wieder gut?",* denke ich bei mir, der humpelt doch! Schnell sind sie hinter der nächsten Biegung außer Sichtweite. Vollgepackte Rucksäcke, wahrscheinlich hatten sie hier gezeltet. *„Was schleppen die bloß alles mit!"* Und bei dem Humpelnden quellen auch

noch an jeder Seite Plastik-Wasserflaschen hervor; anderthalb Liter in jeder!! Wozu brauchen die so viel? Ich habe man gerade ein halben Liter mit.
Nach halber Stunde, ich hole die Gruppe um Markus wieder ein, sie stehen und diskutieren scheinbar über Alternativen. Also doch das Knie! Ich in meinem ruhigen ‚Oldtimer-Tempo' wieder an ihnen vorbei.
Wandern macht die Eindrücke und Erfahrungen viel sinnlicher, alles prägt sich tief ein, jeder Schritt ist wichtig, jedes Summen der Insekten, jeder Windstoß - nicht wie bei den Rasern in ihren Autos oder auf den Motorrädern, die kriegen gar nicht wirklich mit, was um sie herum passiert und wo sie sie waren.
9:30 Pause, eine gute Stunde ist gerade rum, das Hemd leicht verschwitzt. Die Gruppe um Markus war noch mal rangekommen, ohne Markus! Hatten sie ihn zurückgeschickt und das Gemeinschaftsgepäck auf die anderen umverteilt? Das Verteilen der Ausrüstung, die von allen benutzt wird, ist immer ein Problem, wenn einer ausfällt. Zelt, Kocher, Kartenmaterial und anderes von Drei auf Zwei zu verteilen, macht für jeden den Rucksack noch ein wenig schwerer. Überhaupt: das leidige Thema ‚Gewicht' – für mich war das letzten Endes der Hauptgrund, einen festen Ort als Dauerdomizil zu wählen. (...) Die beiden verbliebenen Männer kamen zwar noch mal zwischendurch näher, aber irgendwann sah ich dann auch sie nicht mehr.
Vor mir tauchen die beiden netten Mädels aus Karlsruhe vom Panoramafelsen von gestern wieder auf. Waren wohl noch früher als ich gestartet, machen Pause, ich gehe weiter, überhole die beiden – die beiden und den Hund; kurz gequatscht, die versuchen sich auch an der ganzen Tour, dem Malerweg, schlafen aber irgendwie am Ende jeder

Etappe in einer Unterkunft. Auch nicht einfach, hatten mit der Planung schon vor einem Vierteljahr begonnen.

Wie wunderbar kann die Natur sein, und wir Menschen machen in unserem Machthunger alles kaputt, wegen Geld. Wenn hier allerdings mal einer der Baumriesen umkippt, lässt man ihn einfach liegen – Naturschutzgebiet, nur wenn er einen Weg versperrt, wird ein Stück heraus gesägt, so dass der Weg wieder frei ist. Bin auf einem tollen und ausgesetzten Panorama Höhenweg oben auf den Schrammsteinen. Man sollte schon gut aufpassen, herrliche Aussicht.

Nach knapp zwei Stunden, kurze Rast in der Nähe des ‚Großvaterstuhls', ja so eigenartige Namen haben hier manche Felsen. Stille, genießen, wunderbarer Überblick, alles im Hintergrund grün, dazwischen die grau-aufsteigenden ausgewaschenen Sandsteinfelsen, so gut wie keinerlei Ortschaften zu sehen. Zwei Stunden hatte ich mir als erstes Ziel für einen Kurzstopp gesetzt. Zu lange Wege ohne Pausen sind genauso ungünstig, wie zu häufige Pausen. Wer ständig anhält, dem erscheint die Etappe irgendwann ‚endlos' und das entmutigt dann auch.

Den Panoramagipfel der Schrammsteine hatte ich übrigens ausgelassen, Kraft sparen, wer weiß, was mich heute noch erwartet. Schließlich soll die Etappe ja fast sieben Stunden dauern - aber ich finde, ich komme besser voran als gestern.

Um mich herum: die Ruhe und der Wind. Manchmal ein Wanderer auf seinem eigenen Weg, auf seiner eigenen Suche.

Angeregt durch ein Gespräch mit Einheimischen vor ein paar Tagen überlege ich mir gerade, wann man zu seiner Tagestour aufbrechen sollte oder könnte. Denn zumindest, wenn das Wetter sicher ist, dann können auch die Abend-

stunden womöglich sehr schön sein. Ich allerdings hatte mich für den ‚frühen Vogel, der den Wurm fängt' entschieden. Auf Wanderungen am Abend würde einen noch mal eine besonders eigentümliche Energie einfangen. Und dann meinte der Einheimische noch, im Regen sei das noch mal anders. Ganz und gar nicht so schlimm – kann ich mir im Moment nicht vorstellen, aber völlig aus dem Kopf ist diese Idee auch noch nicht.
11:30 Pause nach drei Stunden. Am Affenfelsen war man zum Affen gemacht worden. Ein Schild stand nicht korrekt, oder zumindest widersprüchlich; kostete mich eine halbe Stunde Und einige Körner. Immerhin, ich hatte es gemerkt. Ich fand nur noch blaue Striche als Wegmarkierung, eigentlich sollten es hier laut Karte gelbe Balken sein. Oder war meine Karte ungenau. Immerhin rettete ich eine jüngere Gruppe, die wollten auch gerade da hin wo ich herkam und das, obwohl sie ein Navi dabei hatten. Ich hatte mich unten an der Weggabelung sowieso gewundert. Auf dem Wegweiser klebte ein Aufkleber mit dem doppeldeutigen Text: ‚*Machen sie hier lieber alles richtig!*' Hätte das eine Botschaft für mich sein sollen, eine Warnung oder war das nur ein Scherz?
12:30 – vier Stunden rum, Pause auf dem Weg ‚Untere Affensteinpromenade' an der Kreuzung mit dem Steig ‚Kleines Bauerloch. Ranger beklagen, dass Randalierer am Vatertag Schilder besoffen abgerochen hätten. Sitzen oder Gehen, keine Gedanken – nicht was macht die Arbeit, wie schauten mich andere Leute an, was will meine Frau von mir, machte ich alles richtig, wer jammerte rum? Ruhe, nur alles voller Vogelgezwitscher. Und noch was für die Sinne, Gerüche wie modriger Waldboden, wunderbar. Und was es hier für Baumwurzelgeflechte gibt, einfach gigantisch.

Wie die Zeit vergeht, wo war ich vor drei Tagen, ach ja Liebethaler Grund, die wunderschöne Klamm, deren Eindrücke mich gleich in ihren Bann gezogen hatten; und der Wagner mit seinem Lohengrin. Man erzählt sich, dass Wagner hier die entscheidenden Impulse dafür bekommen hat.

Wie verrückt ist das denn? Mir kommt ein Uelzer entgegen - Linus. Ich hätte ihn gar nicht erkannt, nicht registriert, war wohl schon zu sehr in meiner Wander-Trance weggesackt. Na immerhin, er erkannte mich, war eine nette Begegnung. Dann wieder mal berghoch auf breitem Weg – inzwischen ist der Blick erschöpft und stur nach unten auf den Schotterweg gerichtet, immer weiter. Ich merke jeden Schritt, der Kopf ist leer.

Mein Gehtempo schätze ich mit knapp drei Kilometern pro Stunde ein – natürlich nur, wenn es nicht so steil hochgeht, wie in Richtung ‚Kuhstall'. 13:45. Kuhstall, auch so ein Name mit Bedeutung. Von zwei zurückliegenden Begehungen her weiß ich, dass man hier an dieser Stelle früher in schlechten Zeiten die Kühe untergestellt hat, vermutlich als Versteck – diese Wegphase ist ein ‚Heimspiel'.

Nach knapp fünfeinhalb Stunden inklusive dreier Pausen mit fünf und einer mit zehn Minuten ist der größte Teil des Tages geschafft. Ich trinke ein Radler, hat sich bei warmem Wetter so eingebürgert. Aber der Aufstieg vom Lichtenhainer Wasserfall hier hoch zum ‚Kuhstall' war heute steiler als ich das in Erinnerung hatte. Wie war bloß vor zwei Jahren meine Schwiegermutter aus Italien mit ihren 80 Jahren und Knieproblemen hier hochgekommen? Nach Stunden der Einsamkeit ist hier in der Gaststätte wieder etwas Trubel. Wie schön ist es, keine Verpflichtungen zu haben, das einzige Lebensziel besteht darin gesund bleiben und dem Wegweiser folgen. Der ‚Kuhstall' ist übrigens ein großes Felsenloch, durch das man hindurch gehen kann und von dort dahinter eine wunderbare Aussicht hat. Ich verzichte natürlich auf diesen Weg – wie gesagt: ‚Körner sparen'. Zumal man von hier oben schon gut den engabfallenden Einschnitt zwischen zwei gigantischen Felswänden einsehen kann, durch den mich ein kniffliger Abstieg mit Stufen, rutschigen Stellen, Windungen, Geröll und teilweisem Geländer bald schon wieder nach unten führen sollte. *„Muss das jetzt sein?"* – ja, natürlich! Und schließlich hatte ich es mir auch freiwillig ausgewählt.

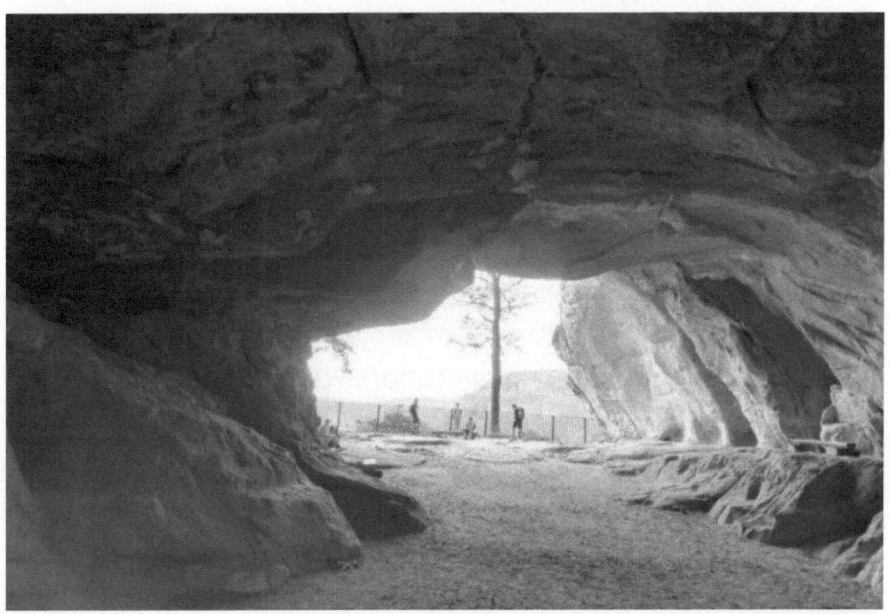

Wann isst man und wie viel? Habe mir, wie gesagt, extra vorgenommen, nur zu essen wenn ich Hunger habe. Sensibles Reinspüren und nicht ‚futtern' aus Gewohnheit oder Langeweile. Was will, was braucht mein Körper wirklich? Und was er jetzt braucht, nachdem mein trockenes Brötchen aufgebraucht ist, ist ein Stück Kuchen, hausgebacken von der Besitzerin der Buschmühle. Vom Kuhstall bis hier-

her war es auch noch mal eine ganze Ecke. Und eigentlich wollte ich ja auch noch eine Busstation weiter erreichen, damit die Strecke morgen etwas kürzer wird, aber dann kam leichter Regen auf und der Mut sank.
Die Buschmühle wurde übrigens von Leuten bewirtet, die mir wie ‚Aussteiger' aus der Großstadt vorkamen. Eigentlich auch eine schöne Idee, sich hier so etwas wie eine Nische zu suchen. Und während ich mit zwei anderen unter dem etwas klapprigen Vordach dieses kleinen einfachen Bergwirtshauses sitze und den Aushangtext von den schweren Überschwemmungen lese, die auch hier oben vor Jahren ganz viel zerstört hatten, kommt plötzlich erstmals so was auf wie Stolz. Wie weit ich schon bin, und dann die Idee, so etwas wie einen Psycho-Reiseführer zu machen: Wandern für die Seele. Vom Stress zur Beschaulichkeit, wieder genießen lernen: die Ruhe und die Stimmen der Natur, Wasser, Wind, Vögel, Blätter, und sehen, bewusst sehen, hingucken, achtsam, wahrnehmen, nichts unbeachtet lassen, sich nicht visuell überreizen, riechen, den Duft der Blumen, der gesamten Vegetation, den Boden, die Düfte der Bäume, die Würzigkeit, spüren mit den Füßen, Untergrund, hart weich schräg, steil, rutschig, und mit den Händen Dinge berühren: raue Felsen, glatte Baumstämme, weiche Gräser, pieksende Dornen - 15:30, knapp sieben Stunden unterwegs, der Führer hatte heute Recht. Ein Stunde, bis der Bus kommt.

Nach Ende der Etappe:
Man ist wieder so ein bisschen schlauer
17 Uhr . jaja, so ist das. Gerade ist man von einer Etappe in die Pension zurückgekehrt (per Bus um 16:30), da sitzt man schon und denkt an die nächste Etappe. Aber so ein bisschen Stolz macht sich erneut breit, so gemäß dem

Motto: Das, was ich mir hier abverlangt habe, das schafft nicht jeder; bisher habe ich das doch ganz gut hinbekommen. Und die Tour ist in der Realität doch insgesamt schwerer, als ich das angenommen hatte.

Eigentlich hatte ich heute noch über den ‚Neuen Weg' (roter Balken) eine Busstation im Kirnitzschtal weiter aufwärts erreichen wollen, um morgen nicht so viele Kilometer zu haben, zumal ich mich trotz der vielen Höhenmeter noch ganz gut gefühlt hatte, aber dann fing es an, etwas zu regnen, und irgendwie habe ich, glaube ich zumindest, so was wie eine ‚Regenmacke'. Und hinzu war gekommen, dass ich es anhand der Karte nur schlecht hatte einschätzen können, wie lange der Abschnitt über den ‚Neuen Weg' dauern würde. Hätte ich es nicht bis 16:30 wieder runter zur Straße geschafft, dann hätte ich noch zwei Stunden bis zum nächsten Bus warten müssen, und dazu hatte ich jetzt keine Lust mehr. Ich wollte es in diesen Tagen eben so unproblematisch wie möglich haben.

Überhaupt, das Kirnitzschtal hat schon was. Wunderbare Natur und auch historische Gebäude und Zeitzeugnisse von der Holzwirtschaft über eine Vielzahl von Mühlen. Und, was für den Wanderer wichtig ist, es bietet die bereits erwähnten perfekten Verkehrsverbindungen für den Malerweg – ist dabei aber trotzdem nicht übervölkert. Gestern hier im Kirnitzschtal angekommen bei der Ostrauer Mühle, ruck zuck per Tram zurück zur Pension, heute ging es hier wieder weiter, Anfahrt per Tram und Start bei der Ostrauer Mühle, dann am Ende der Etappe meine Ankunft an der Buschmühle, von hier aus Rückfahrt mit dem 241er Bus, da die Tram nicht bis hier fährt und morgen geht's mit dem gleichen Bus wieder hoch zur Buschmühle, alles ganz einfach, keine verkehrstechnische Herausforderung, wie an den ersten Tagen. Und am morgigen Abend von Schmilka wieder zurück nach Bad Schandau würde auch keinerlei Problem sein – mehrere Möglichkeiten der Rückreise würden mir zur Verfügung stehen. Wie selbstverständlich ich inzwischen über alles hier denke, noch vor wenigen Tagen war ich unsicher, ob ich überhaupt die erste Etappe zu Ende bringe – heute bin ich mir fast sicher, dass ich sogar den ganzen Malerweg schaffen könnte.

Im Rückblick stelle ich mir vor, dass dieser gerade geschaffte Streckenabschnitt mit den Höhenwegen über die Schrammsteine, die Affensteine und den Auf- wie den Abstieg am Kuhstall wohl so ziemlich die markantesten Stellen des gesamten Weges geboten hatte. Sollte jetzt nichts Spektakuläres mehr kommen? (Um das vorweg zu nehmen, es kam noch spektakulärer und jeder neue Abschnitt hatte seine eigenen Schönheiten). Zum Glück hatte ich mir den Abstecher auf die Aussichtsplattform der Affensteine gespart. Wäre dann noch härter gewesen, diese Tagestour. Außerdem kannte ich diese Stelle ja auch schon.

Fotos verschicken am Abend, keine Lust – bin in meiner Mitte, überlege, ob mich heute noch die Toskana-Therme mit Schwimmbecken und Sauna locken könnte, aber das würde wohl zu spät werden. Und auf der Rückfahrt mit dem Rad von der Pizzeria nach Hause fallen erneut Tropfen. Eigentlich hatte die 7-Tage-Wettervorschau deutlich freundlichere Bedingungen versprochen, aber man nimmt es eben, wie es kommt, ist ja eh nicht zu ändern.

Der 5. Tag:
Ab Buschmühle bis nach Schmilka (Grenze)

> *Laut Führer vom Tourismusverband würde die heutige Etappe knapp 14 Kilometer umfassen, und dabei anspruchsvoll sein. Erneut seien sieben Stunden einzuplanen, es würden insgesamt 670 Meter berghoch und 750 Meter bergab bevorstehen, wobei es mit der Passage zum Großen Winterberg über die zweithöchste Erhebung der Sächsischen Schweiz gehen würde.*

Bevor es heute losgeht:
Gedanken und Abläufe vor dem Aufbruch

So ganz loswerden kann man sein Naturell, seine Eigenart wohl doch nicht. Denn obwohl ich bereits gestern geschaut hatte, um welche Uhrzeit der Wanderbus 241 Richtung Buschmühle hier an der Pension vorbeifahren würde, nämlich gegen 8:42, ist mein erster Gedanke beim Aufstehen, ich muss mich noch mal vergewissern, ob das mit der rausgesuchten Uhrzeit auch wirklich stimmt – ich könnte mich ja auch gestern vertan haben, sicher ist sicher. Denn auch heute will ich unbedingt nicht zu spät starten, da mir erneut eine lange Strecke bevorsteht. Allerdings wundere ich mich darüber, dass dieser Abschnitt im Führer die ‚härteste' Einstufung aller Etappen erhalten hatte. Da ich aber einen Teil der Strecke schon kenne, weiß ich, dass die meisten Abschnitte nicht so steil wie gestern werden können – oder was würde die alleinige Einstufung mit ‚anspruchsvoll' erklären?

Gelassen bleiben – ich kriege das hin. Und pünktlich, wie im Zeitplan vermerkt, rollt die 241 auf mich zu. Und schon bald überholen wir die ‚gelbe Nostalgie'.

Unterwegs sein – Empfindungen und Eindrücke ‚ungefiltert'
Verrückt: aber ich denke während der Anfahrt im Bus zum Start der fünften Etappe kurz daran, wann kann ich die Tour wiederholen. Ein bisschen Sucht, Sehnsucht und Wehmut ist wohl schon entstanden, selbst wenn bei mir gleichzeitig auch noch der unterschwellige Druck zu spüren ist, was das Erreichen von Startorten, die körperliche Leistungsfähigkeit sowie auch die Wetterfrage anbetrifft. Andersrum sehe ich mich bildlich gesehen ‚am Beginn der wirklichen Muße'.
Wenn man Zeit hat, wie hier im Bus, dann merkt man zwar die allmähliche Bewusstseinsveränderung, aber dennoch spielen Gedanken auch immer noch eine Rolle. Eigentlich wollte ich ja diesen Aspekt überwinden, aber ein Stück weit bleibt mir das wohl erhalten. Aber es kommt mir hier nach fünf Tagen so vor, als könnte ich die Gedanken viel schneller wieder los werden, als zu Hause. Dort ging man ja manchmal mit einer Sorge ins Bett und wachte am nächsten Morgen mit dem gleichen Gefühl wieder auf. Inzwischen spüre ich so etwas wie: Akzeptanz des Schicksals, allmähliches Loslassen und eine Veränderung in Richtung, ‚einfach sein dürfen.'
Scheinbar geht's aber nicht nur mir alleine mit den Gedanken so, denn hinter mir im Wanderbus hoch ins Kirnitzschtal spricht ein älterer Mann auch gerade mit einem anderen davon, dass er vor jeder solcher Wanderungen unruhig ist, und schlecht schläft. *„Aha, auch den Profis scheint es nicht besser zu gehen."* Aber von welcher

Wanderung er gerade spricht, keine Ahnung, wir werden es sehen. Steigt er etwa auch da aus wie ich?
Und das Gespräch setzt sich fort; es sei wenig, was man wirklich braucht – noch so eine philosophische Weisheit – eigentlich nur Wasser. Wasser steht auf jeden Fall ganz oben. Sollte ich ergänzen: Gesundheit? Und ironisch den Satz einwerfen: *„Und ein neues Smartphone?"* Wohl eher nicht, aber es deckt schon eine Menge von Bereichen ab: Fotografieren, Notizen eintippen, Wettervorhersage, Verkehrsverbindungen, Telefon, nur bei den Karten, da bin ich konservativ; ich muss Karten in den Händen halten können, sie spüren, ich muss sie auf- und zuklappen können, auch schnell mal einen Blick auf die vorausliegende Strecke erhaschen und so eine Karte muss ganz einfach auch ausreichend groß sein. Das kann mir kein Smartphone bieten, aber ansonsten bin ich mit dem Huawei Honor total zufrieden – insbesondere, was die Fotos anbetrifft, unglaublich gut.
Bei den beiden Männern geht es übrigens immer noch weiter; jetzt ums Thema Gewalt und Islamismus – was für ein Gegensatz ist das hier? So friedlich und schön, das Paradies könnte nicht schöner sein. Aber, seien nicht der Europäer und der Ami mit Schuld an dem Ganzen? Denke ich im Übrigen auch. Und auch, was der Ältere der beiden noch doziert, dass nämlich unsere ausbeuterische Politik erst die Konflikte geschaffen hat und der Westen die entstandene Gewalt jetzt mit Waffengewalt eindämmen will. Überhaupt – Waffen, wo haben denn die Islamisten die Waffen her? (Noch so eine Frage des Älteren.)
Auf diese Weise geht es noch eine Weile weiter bei den Beiden. Ich versuche, nicht mehr hinzuhören, will im Hier und Jetzt sein – aber irgendetwas in mir ist wohl immer noch ein wenig daran interessiert, derartige Themen auf-

zusaugen. Anscheinend muss ich dann wohl doch noch einige Tage am Ende dranhängen, wenn ich noch so ticke, aber warten wir erst mal ab. Noch bin ich auf der Suche nach mehr ‚Lebensmelodie.'

Der Bus hält an der Buschmühle, schon bin ich draußen, will so rasch wie möglich meine Ruhe und dem Busfahrer nicht sein Zeitraster verderben. Und es geht auch gleich wieder hoch. Aber nicht so lange wie sonst, unter mir die Kirnitzsch, sehr steil unter mir. Zirka 50 Minuten verläuft der Wanderweg oberhalb der Straße durch Buchen- und Fichtenmischwälder – die Straße kann ich nur vermuten, weit rechts unter mir, kaum Verkehr. Stille, wie schön. Natürlich schenke ich mir die Felsenburg Arnstein (das wäre eine Stunde extra) und auch auf die Städelschlüchte verzichte ich. Spüre ich etwa heute Morgen so etwas wie Glück? Freude, es so weit geschafft zu haben?

Als mich ein Ehepaar überholt, merke ich, wie sehr ich schon im Tunnel bin – im positiven Tunnel. Denn die beiden waren mir zwar bei der Anfahrt im Bus eben kurz aufgefallen, aber als sie mir bei einem schnellen Gedankenaustausch sagten, sie seien auch auf der fünften Etappe und *„Wir übernachten doch in der gleichen Pension, dem Dekora-Haus",* da fiel ich aus allen Wolken – sie zumindest hatten mich schon gekannt. Was sagt mir das? Fünf Tage auf gleicher Strecke und im selben Haus. Entweder saßen die beiden jeden Morgen bereits an einem Tisch, von wo aus sie mich, ich sie aber schlecht bemerken konnten, oder aber, ich bin doch schon mehr ‚im Tunnel' als ich gedacht hatte – losgelöst vom Alltag, finde ich gut.

Und wieder mein Dauerbegleiter: Wasserplätschern, der Gesang von Vögeln, das Geräusch der Bäume. Mir kommt

in den Sinn: *„Kann man Feuchtigkeit riechen?"* Im Augenblick würde ich sagen, *„Ja klar, tue ich doch gerade".*
Kleine Unterbrechung nach einer Stunde: ganz ohne Karte geht's nicht. Ach, ich laufe einfach zwei anderen Gruppen hinterher, die werden wohl schon wissen, wohin sie müssen. Es geht mal wieder hoch, diesmal aber schön langsam, links und rechts hohe Tannen. Ich weiß gar nicht, wie man das Empfinden beschreiben kann, das einen hier beschleicht. Man geht durch eine Art von Ästetunnel, links und rechts Gräser, über einem die Tannenäste, die den Weg angenehm verdunkeln und unter mir das Knirschen des Sandes.
Ein wunderbare Brücke, alles Holz – Brücken stehen immer symbolisch dafür, dass man ein Ufer verlässt und ein anderes erreicht. Tue ich das gerade auch sinnbildlich? Welche Seite verlasse ich und welche steht mir bevor? Ich hoffe, die Seite mit mehr Frieden, Nächstenliebe, Empathie, Geduld und (...) und das Pärchen aus meiner Pension geht gerade erneut an mir vorbei, wo ich mich ein wenig ausruhe – ich musste sie scheinbar irgendwo bei deren Pause überholt haben.
Ich finde schön, wie die das machen, scheinbar keine Dissonanzen. Noch so ein Ziel für die Zukunft – ‚Reden ist Silber, Schweigen ist Gold' – verstehe ich jetzt erst so recht den Sinn? Muss man tatsächlich alles ausdiskutieren? Sollte man Menschen nicht danach beurteilen, was sie tun, anstatt was sie sagen? Hatte dies nicht schon der alte Psychologe Alfred Adler aus Wien immer wieder betont. Also, auch mal den Mund halten, etwas unkommentiert stehen lassen, obwohl es einen reizt, noch was dazu zu sagen. Wer hat Recht? Eigentlich doch ich, aber muss ich Recht haben? Was habe ich davon? Also *„Reden ist Silber, Schweigen ist Gold."*

Erste kurze Pause dann nach gut zwei Stunden, wunderbar felsige Hochebene, mit toller Sicht. Aber da ich nicht weiß, wie viel Zeit ich am Ende haben werde, geht's bald schon weiter. Zeit zum Nachdenken hat man mit dieser Methode nicht. War aber ja eigentlich auch meine Absicht, den Kopf frei bekommen. Und wenn man schwierige Wegstrecken vor sich hat: Konzentration immer nur auf den nächsten Schritt. Und wenn doch mal ein Gedanke an die nächsten Wochen sich einschleicht – zurück zum Hier und Jetzt, zum nächsten Schritt. Wie leicht geht das, seine Gedanken loszuwerden, eben wie in einer Meditation, wo man sich auf den Atem, einzelne Körperteile oder auf ein Meditationsobjekt konzentriert und so sein Gehirn in einen Alpha-Zustand bringt. Eigentlich soll man laut neuerer Hirnforschung jeden Tag zweimal fünfzehn Minuten nichts tun; nur ‚sinnieren' (ich glaube, den Begriff kennt heute
kaum noch jemand), durchs Fenster in den Garten schauen, Autogenes Training machen, oder eben meditieren. Nur dann könne sich im Kopf auch wieder eine gesunde Ordnung einstellen (Dr. Tobias Esch).
Die Route ist wieder total anders als gestern, erneut so ein Wackelstein, ein Stein, der oben bauchig dick ist und unten auf einem kleinen Minipodest zu stehen scheint. Auch hier zwischendurch herrliche Aussichten, ein kurzes Verweilen an markanten Punkten, ein kurzer Plausch mit anderen Wanderern. Und, man ist positiv überrascht: im Gegensatz zu den ersten Etappen gibt es hier ja tatsächlich so was wie Bänke und überdachte Pausenstationen. Nicht, dass ich mich danach unbedingt gesehnt hätte, aber manchmal ist so was schon ganz praktisch. Und in der Entfernung, immer mal wieder die Tafelberge, so nah und doch so fern. Werde ich dort vielleicht morgen sein oder übermorgen? Oder vielleicht wäre es sowieso besser, wenn

die Etappen im Flachen verlaufen würden? Aber dieser Gedanke ist Quatsch, das macht ja gerade das Interessante aus, dieser Wechsel der Landschaft zwischen flachen einfachen Passagen durch Wälder und dann wieder felsigen Anstiegen. Denn so ist es im richtigen Leben aus: Anspannung, Belastung, Herausforderungen, und dann auch wieder Ermattung, Regeneration und hoffentlich auch Zufriedenheit und Auftanken der eigenen Energiereserven.
Alles ist hier im Moment so herrlich unwichtig, nur mein Körper und ich. Manchmal freut man sich sogar, auf ein Haus zu stoßen. Nach einer langen Holzstegpassage frage ich mich wieder, wer um alles in der Welt hat all' dieses Material bloß hier hingeschleppt? Kurz darauf komme ich am sogenannten Zeughaus an. Alle, die mich zwischenzeitlich überholt, sitzen hier. Ich gehe weiter. Ist es mein Ego, dass ich ihnen zeigen will, wer hier der eigentliche Chef ist, oder finde ich es nur dekadent, an jedem Rasthaus anzuhalten? Nein – ich wollte eigentlich erst auf dem Großen Winterberg richtig pausieren, den kannte ich ja auch schon von früher. Also weiter.

„Im Bielagrunde rauscht's und blinkt es wie aus tausend Bronnen, daraus entzückt der Wand'rer trinkt, drin sich die Buchen sonnen."
(Vers aus dem Gedicht von Hugo Lissauer – Seite 3)

War vielleicht ein Fehler; eben noch war es lange bergab gegangen – Buchen, Stufen, Bachgeplätscher. Und jetzt, oh weh, nach dem Zeughaus beginnt ein ewig langer Anstieg und bei jedem zweiten Schritt kursiert irgendwann der Gedanke durch meinen Kopf, *„Wie lange noch?"* Riesensehnsucht endlich wieder nach einer ebenen Strecke. Langsam wird mir klar, warum der Wanderführer diese Etappe als ‚anspruchsvoll' deklariert hatte. Und immer noch nicht oben, die Hüfte tut weh, ich schwitze erbärmlich, ein jüngeres Pärchen holt mich ein – die hatten diese Tour schon vor einem halben Jahr zu buchen begonnen. Was für ein Unterschied zu mir, wusste ich doch vor einigen Tagen noch nicht einmal, ob ich es überhaupt bis hierhin schaffen würde. Aber nun bin ich hier, und ich bin mir sicher, irgendwann werde ich oben sein. Und ich müsste mich freuen, wenn ich oben wäre, wenn ich nicht so erschöpft wäre.

Leerer Kopf, von wegen. Gedanken hat man scheinbar immer. Angesichts der Friedlichkeit hier um mich herum kommt mir in den Sinn, die Politik scheint immer gereizter zu werden; irgendwann hatte ich aufgeschnappt, die Weltsituation sei gefährlich wie 1914, ein Funke würde genügen, und (...) Ich hatte mich vor Jahren geärgert, als unser Bundespräsident davon sprach, wir müssten wieder mehr Verantwortung übernehmen in der Welt. Das sagt ein ehemaliger Pastor! ‚Verantwortung‘, das kann man doch höchstens für sich selbst übernehmen. Für sein eigenes Handeln, oder? Und wozu das führt, wenn man die ‚Freiheit am Hindukusch verteidigen will‘, wozu mal ein berühmter Uelzer SPD-Verteidigungsminister aufgerufen hatte, das sieht man inzwischen. So viele Lügereien! Aber, dass ich hier stehe, hier an diesem wunderbaren Ort, das ist keine Lügerei. Und ich nehme mir mehr vor, die Botschaft in Richtung Friedfertigkeit, Muße noch mehr nach außen zu vertreten. Ist das dann womöglich der Sinn des Lebens, nach dem so viele behaupten, ihn zu suchen?

Nach vier Stunden oben auf dem Winterberg, zweithöchster Punkt der Sächsischen Schweiz überhaupt. Irgendwann war die anstrengende Plackerei dann doch zu Ende, fast unmerklich, noch vorbei an einem markanten ‚Wackelstein‘, unglaublich, wie der sich halten kann, Karte kurz überprüfen, dann die Konzentration auf das Wesentliche. Statt in

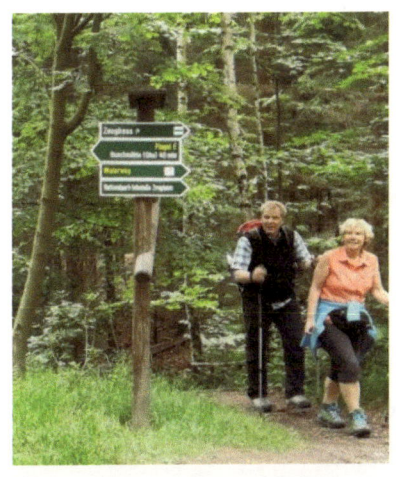
die Gaststätte zu gehen, was ich normalerweise gemacht hätte, keine Lust. Bin ganz bei mir, suche mir ein windgeschütztes Plätzchen, trinke die Hälfte meines Wassers aus, schließlich kann ich mir dies zu diesem Zeitpunkt der Etappe leisten, verspeise Stückchen für Stückchen von meinem trockenen Brötchen und freue mich, dass hier oben kein Trubel herrscht, und fast noch mehr darüber, dass es Großeltern gibt, die sich mit ihren beiden

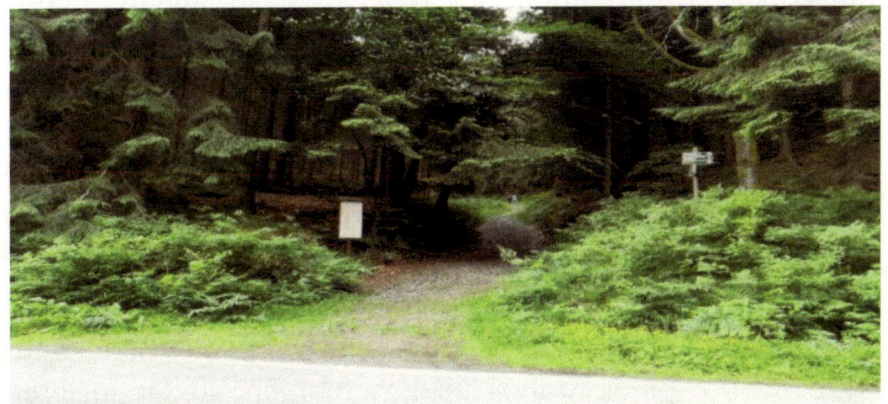

Enkeln hier irgendwo hochgequält haben. Die beiden Kleinen scheinen darin auch keinerlei Problem zu sehen. Ich bewundere sie, dass sie nicht so nichtsnutzig nur im Zimmer sitzen und online Spiele spielen; sind aber wohl eine aussterbende Spezies, aber hier gibt es eben noch Reste von den normalen Kindern – oder sind das jetzt schon die Unnormalen?

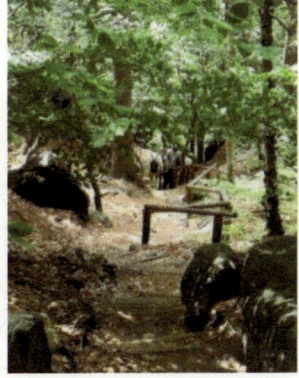

Was braucht man mehr nach vier Stunden Wandern? Die Wasserflasche und den Rest vom trockenen Brötchen. Was die Wasserflasche anbetrifft – immer für Notfälle einen Rest drin lassen, bevor man nicht sicher weiß, dass es neues gibt. Tipp aus den Kriegszeiten von meinem Vater, gilt auch entsprechend für Brot.
Weiter um 13:20 nach etwa 15 Minuten Pause. Zu windig, und vielleicht würde ich heute rechtzeitig heim kommen, um noch in die Therme zu gehen – zwei bis drei Stunden sollte man dafür schon einplanen, eher drei. Es beginnt ein ‚brutaler' Abstieg. Endlos erscheinende Stufen. Oben war ich guter Laune, und schloss mich plaudernd für eine Weile einer anderen Gruppe an – es ist immer auch mal interessant, zu erfahren, auf welche Weise andere unterwegs sind; und die hier waren für einen Tagesausflug aus Dresden hergefahren, per Auto, was ich nicht verstehen konnte. Es gibt wohl kaum bessere Verbindungen mit der Bahn als von Dresden in die Sächsische Schweiz. Bald sind mir die anderen aber zu schnell, ich bleibe zurück und gehe mein eigenes Tempo, ist mit Sicherheit besser so, ich brauche niemandem mehr etwas zu beweisen und außerdem geht es für mich noch drei Tage weiter, während die Dresdener wahrscheinlich morgen wieder in ihren Büros sitzen werden.
Der Abstieg dauert letztlich ungefähr 55 Minuten, Extrembelastung für die Knie und für die Achtsamkeit, ein falscher Schritt und das Wandern wäre vorbei. Aber dafür ist man ja hier, Konzentration auf das Wesentliche, gesund bleiben. Und auch fürs Auge gab es eine Menge. Holztreppen, weiche Passagen auf einem Tannennadelbett, mal moosüberwachsene Felsen an den Seiten, mal riesige Buchen, dann ein abgebrochenes Geländer, mal scheint die Sonne durchs Laub; aber irgendwann weiter unten tun

dann doch die Knie ein wenig weh. Zum Glück ist das Ende fast erreicht, gemeinsam mit einem sehr jungen Pärchen stoßen ich auf einen uralten Wirtschaftsweg aus abgenutzten Pflastersteinen, ehe wir auf die Dorfstraße gelangen – auch so kurz vor dem Elbtal sind diese beiden Passagen noch unheimlich steil.

Dann erreichen wir Schmilka. Für mich ist dieser Ort etwa dreihundert Meter vor der tschechischen Grenze ein besonderes Kleinod, und auch so gut wie jedem, mit dem man sich unterhält, geht es scheinbar ähnlich. Schon seit Beginn der heutigen Tour habe ich mich gefreut, in der Bio-Mühle einzukehren. Und hier wird nicht nur Korn auf traditionellem Wege gemahlen, wobei man von der Dorfstraße aus dabei zuschauen kann, sondern es wird auch eigenes Bier gebraut. Und im Garten dahinter werden Kuchen und auch kleinere Mahlzeiten angeboten. Ein wunderbar idyllischer Ort – eigentlich ein ‚Muss' für jeden, der hier seine Tageswanderung beendet. Und wenn man will, kann man auch schon mal den Grad seiner Entspanntheit überprüfen; denn wenn an schönen Tagen hier viel los ist, dann kann es schon ein wenig dauern, bis man dran kommt. *„Schaffe ich es, zu warten, ohne nervös oder angespannt zu reagieren?"* Zumindest manchen der Einkehrer hier sieht man noch deren innerliche Anspannung und Ungeduld an, bei mir hingegen hat sich scheinbar doch inzwischen eine sehr wohlige Gelassenheit eingestellt, gemäß dem Motto: *„Wenn es ein wenig dauert, dann dauert es eben ein wenig."* Noch ist hier an dieser Stelle niemand verhungert, und sollte man nicht üben, wieder geduldiger zu werden, sich zu entschleunigen? Wenn es einem hier nicht gelingen würde, dann bitteschön wo?

Und jetzt, hier in der Bäckerei in der Sonne sitzend und vor mich hin sinnierend, wundere ich mich gerade über

mich selbst; denn ich finde es komisch, mir fällt gerade auf: inklusive 30 Minuten rasten brauchte ich nur gut fünf Stunden für das heutige Tagespensum, angegeben waren knapp sieben.
Inzwischen habe ich auch ein kleines Heft aufgetrieben, in dem sämtliche Verkehrsmittel und ihre Fahrpläne aufgelistet sind. So fällt es nicht schwer, herauszufinden, wann der Bus 252 Richtung Bad Schandau abfahren würde – in 25 Minuten. Prima, bleibt noch Zeit, ein wenig beim Kornmahlen zuzuschauen, zur Bushaltestelle zu schlendern, einige Fotos von der Elbe und den Elbschiffen zu machen, die beiden Mädchen mit Hund, die gerade vorbeikommen, zu grüßen und dann bringt mich der Bus entlang der Elbe wieder zurück in meinen ‚Heimat-Ort'.

Nach Ende der Etappe ist man immer schlauer als vorher
15:30 – wieder in meiner Pension. Der Tag war zwar auch hart, gerade die vielen hundert Stufen auf dem Weg vom Winterberg runter nach Schmilka hauten noch mal ganz schön rein, und die Knie tun mir erstmals richtig weh, aber komischerweise brauchte ich statt der angegebenen sieben Stunden nur knapp fünfeinhalb, inklusive der Pausen von etwa einer guten halben Stunde. Sollte ich mich jetzt nicht freuen, stolz vor Freude sein über die vollbrachte Leistung? Der Tag war gekennzeichnet von mächtig viel auf und ab. Einkehren hätte man können am Zeughaus nach drei und auf dem Großen Winterberg nach vier Stunden, ich zog es allerdings vor, bei Brötchen und Wasser. Wozu habe ich das ansonsten mitgeschleppt?
Sehr hart ist am Ende der Abstieg vom Großen Winterberg runter nach Schmilka, dem letzten Ort vor Tschechien an der Elbe: von 556 auf etwa 120 Höhenmeter. Da freuen sich die Knie! (ironisch gesagt)

Zu erwähnen wäre noch, dass es schon Sinn macht, eine Karte dabei zu haben. Denn obwohl manchmal sehr viele Hinweisschilder zu finden sind, ist es an anderen Stellen nicht immer leicht, zu entscheiden, wohin es gehen soll. Manchmal hatten die Ranger, die die Schilder aufstellten, wohl auch ihre eigene Logik. Dann noch ein Satz zur Sensibilität – mit jedem Tag nimmt das Spektrum an Sinneswahrnehmungen zu; so auch in Bezug auf die Töne und Geräusche der Natur. Und zur ‚Musik des Waldes' fällt mir gerade noch ein, dass auch das Knarren und Knorzen der Bäume hin und wieder nicht unerwähnt bleiben darf, zumindest wenn es windig ist. *„Unwichtig",* wird womöglich mancher sagen, für mich nicht. Ich wundere mich schon, über meine allmähliche Bewusstseinsveränderung.

Erneut denke ich über meine Entscheidung nach, ein festes Dauerquartier zu wählen. Der große Vorteil ist, wenn man hier in Bad Schandau sein Dauerquartier hat, dass man sich nach der Wanderung auch mal in der Therme erholen kann. Bisher wäre das, so wie gestern, nur mit Zeitstress möglich gewesen, da die Rückfahrten entweder doch zu lange dauerten oder ich relativ spät zu Hause ankam. Heute ist es anders und so plane ich einen Besuch in der Toskana-Therme, außerdem ist das Wetter etwas besser geworden, so dass ich mich dort auch noch ein wenig in die Sonne legen kann. Ab dem fünften Tag darf man sich das schon mal erlauben, sozusagen als Sahnehäubchen.

Genau um 16 Uhr bezahle ich meinen Eintritt. Und wie es der Zufall will, ab 16 Uhr gilt: für zwei Stunden bezahlen und für drei Stunden drin bleiben. Hat mich jetzt irgendein guter Geist zur Belohnung für meine Anstrengungen manipuliert, so dass ich genau zum richtigen Zeitpunkt dort ankam? Zufall? Ich bin auf jeden Fall genau auf die Minute angekommen, wo es eine Stunde oben drauf gibt, und drei Stunden machen hier ganz einfach auch mehr Sinn, als zwei. *„Danke, Schicksal und danke ihr guten Geister!"* Abends in der Pizzeria bekomme ich mit, wie es nicht gehen sollte! Ungewollt belausche ich zwei am Nachbartisch, die wahrscheinlich schon lange zusammen sind, wie sie herumstreiten, wer von beiden mehr Recht hat. Worum es geht, keine Ahnung, aber das Prinzip kenne ich irgendwie. Man hört ein lauter werdendes *„Ja, aber (...)!"* und noch so ähnliche Reaktionen. Augenblicklich und in mir selbst ruhend, denke ich im Stillen, *„Ja, habt ihr nichts Wichtigeres zu tun, als euch zu streiten?"* Und auch ganz typisch: in dem Augenblick, wo die Kellnerin kommt, wechseln beide die Stimmung, reden beide freudig wie ein Herz und eine Seele. Kenne ich irgendwie auch alles von Zuhause, aber es ist schön, das mal als distanzierter Beobachter wahrzunehmen und dann für sich seine Schlüsse daraus zu ziehen. Willkommen im Stadium der Muße, denke ich heimlich bei mir.

Und zum Abschluss des Tages vielleicht noch ein Wort zum Wetter: innerlich macht mir das immer zu schaffen, gerade wenn regnerische Zeiten angesagt sind, anders rum – vielleicht sollte ich lernen, darum nicht so viel Aufhebens zu machen, Wechselklamotten im Rucksack und die in einen Plastikmüllsack eingepackt und man schafft die Strecken auch. Und wenn man wirklich mal durchgenässt am Tagesziel ankommt – nasse Klamotten runter und die trockenen nach Ende der Tour überziehen; solange man in Bewegung war, hatte man mit nassen Sachen eigentlich keine Probleme. Aber in Ruhe ist das unangenehm.

Der 6. Tag:
Von Schmilka bis zum Kurort Gohrisch

> *Knapp 17 Kilometer würden die Wanderer heute erwarten, sieben Stunden seien einzuplanen und die Schwierigkeit würde variieren zwischen ‚mäßig schwierig' bis ‚anspruchsvoll'. Dabei würde es wieder mehr berghoch als abwärts gehen: 700 zu 500 Höhenmeter. Und man würde einen Teil des Caspar-David-Friedrich-Rundweges bewandern, auch nicht schlecht.*

Bevor es los geht:
Man kennt sich mehr und mehr aus

Längere Wanderungen sind immer auch so was wie eine Berg- und Talfahrt der Gefühle. Heute Morgen geht es mir irgendwie anders. Anders, als an den anderen Tagen – schlechter? Kann man womöglich auch nicht sagen. Aber es kommen ein bisschen Selbstzweifel auf, oder Sorgen? Zwei Drittel meines Abenteuers sind fast rum. Ein gewisser Rhythmus hat sich eingestellt, gleichzeitig ist das Ende in Sicht. Und der Gedanke schleicht sich ein: *„Sollte ich nicht inzwischen schon mehr abgeschaltet haben?"*

Selbstzweifel? War es vielleicht doch nicht richtig, ein festes Quartier zu wählen? Immer dieses Heraussuchen der Fahrtzeiten! Immer schon am Vortag schauen, wie ich zum nächsten Startpunkt hinkomme und auch, wie ich am Ende der Tour wieder zurück komme. Eigentlich unkompliziert, aber sollte ich nicht besser langfristig gebucht haben? Wie das Pärchen gestern? Die beiden hatten schon vor vielen Wochen alles klargemacht, mit den Unterkünften. Aber was wäre, wenn man eine Strecke nicht schafft? Andersrum wusste ich ja vor einer Woche noch nicht einmal so richtig, ob ich überhaupt an den Start gehen kann – also, vielleicht doch alles richtig gemacht?

Na ja, irgendwas fehlt dennoch zur dauerhaften Besinnlichkeit, oder wonach ich hier suchte. Oder gibt's das gar nicht und sollte ich jetzt nicht einfach nur versuchen, die gesamte Strecke hinter mich zu bringen? Womöglich würde ich erst Wochen später realisieren, was ich erlebte. Ähnlich, wie nach meiner allerersten großen Tour von München nach Venedig, mein Gott, das ist ja schon 32 Jahre her, 35 Tage unterwegs, damals, und heute noch immer präsent, wie lange wird diese Etappentour auf dem Malerweg bei mir wohl präsent bleiben?

Mir kommt in den Sinn: man steht bei dieser Art von Wanderung morgens mit Zahlen im Kopf auf und geht abends mit Zahlen ins Bett – seien es die Gradzahlen der Wettervorhersage, die Höhenangaben auf der Wanderkarte oder die Uhrzeit, seien es die Abfahrtzeiten der Busse oder das heutige Datum. Und noch mehr Zahlen: wann gehe ich zum Frühstück, wann muss ich zum Bus losgehen, wann muss ich heute Morgen wo sein, um zum Start der heutigen Etappe zu kommen? Oder auch: wie viel Geld habe ich noch, wie lang wird die heutige Etappe sein? Wie viel Prozent hat der Akku noch von meinem Laptop, wie viele Höhenmeter erwarten mich heute? Und wie es der Zufall will, streikt meine Armbanduhr. Brauche ich vielleicht eine neue? Oder war das ein Wink des Schicksals mit dem Zaunpfahl, dass ich die Zeitorientierung hinter mir lassen sollte. Na, jedenfalls werde ich sie heute Nachmittag mal zum Uhrmacher bringen, es soll hier einen sehr guten geben. Und schließlich streikt sie schon seit einem Jahr hin und wieder.

Heute würde es also 8:36 sein, wo ich unten am Elbanleger sein müsste, von wo aus mich der Wanderbus nach Schmilka bringen soll. Stress macht das nicht, denn auch heute würde die Anreise zum Etappenstart kein Problem sein; ich hätte auch etliche weitere Möglichkeiten. Der Bus fährt schließlich jede Stunde und auch die S-Bahn gäbe es noch, die fährt sogar jede halbe Stunde. Aber trotzdem – Zahlen! Oder ist das nur mein privates Ding? Ich entspanne mich wieder.

Die sechste Etappe – noch mal eine Zahl. Und kommt am sechsten Tag womöglich ein neues Phänomen, eine andere Dynamik ins Spiel? Scheinbar ging es nicht nur mir heute nach dem Aufstehen etwas komisch. Von dem Pärchen, das ich gestern traf und das hier auch wohnt, hörte ich, als ich fragte: *„Na, fahrt ihr nachher auch um 8:36?"* zur Antwort, sie würden sich heute eine Auszeit nehmen. *„Wie Auszeit? Warum das?"*, geht mir durch den Kopf. An normalen Tagen oder zu Hause hätte ich sie vielleicht gefragt. ‚Reden ist Silber, Schweigen ist Gold'. Ich lasse sie in Ruhe, bleibe ahnungslos, für so viel Kommunikation ist kein Platz, wäre zu persönlich. Mir geht noch kurz durch den Kopf: vielleicht moralisch, gesundheitlich, zerstritten?

Vielleicht liegt's ja auch am heutigen Tag oder am Wetter? Denn auch der Vermieter jammerte zwischendurch, die junge Auszubildende, die gerade mal hospitieren sollte, da sie ansonsten woanders ihre Ausbildung absolvieren würde, habe sich schon heute früh am ersten Tag krank gemeldet, Magen. Dabei hätte er sie gut gebrauchen können – große Gruppe würde anreisen. Sei das vielleicht psychosomatisch? Und so nebenbei kommen wir auch noch auf andere emotionale Dinge zu sprechen, so habe seine Frau nach der Geburt vom Sohn eine schwierige Phase gehabt. Der gutgemeinte Tipp damals durch ihn an sie, sie müsse die negativen Gedanken, die Sachen wieder aus dem Kopf rausbekommen, funktionierte aber nicht so. Ich glaube, ich sollte endlich starten!

8:36 Abfahrt – wie lange brauche ich bis dort, wann muss ich mein Fahrrad rausholen, wann mich zuvor fertig gemacht haben – so wie es aussieht, sind wettermäßig die Hundstage langsam vorbei. War ja auch gestern ganz schön krass, dass man trotz Sonne während des Wanderns manchmal fast fror, und froh war, wenn man mal eine Lichtung hatte, wo einen die Sonnenstrahlen erwischten, und eigentlich wollte ich ja auch noch ein wenig braun werden.

Aber die heutige Etappe wird mehr freie Strecken bringen, die kenne ich nämlich zum Teil schon, macht die Sache auch vielleicht etwas entspannter, zumindest sonniger. Entspannter, weil ich mehr auf die Details schauen kann, während ich bei neuen Strecken immer auch die Orientierung und Zeitplanung im Kopf habe.

Magnesium nicht vergessen – ‚Malerweg – Hautnah miterlebt' - so könnte es auch heißen das Buch, das ich rausbringen könnte. Inzwischen hat sich diese Idee schon zur Gewissheit entwickelt. Die Eindrücke und das gesamte Empfinden sind einfach zu schön. Ich möchte sie weitervermitteln, sie teilen. *„Teilen, da war doch was?"* Ach ja, Facebook, Twitter und wie diese ganzen neuen sozialen Medien so heißen, die sprechen auch immer vom Teilen. Ist das, wie ich das meine, jetzt das Gleiche? Und was ist an diesen Medien sozial? Irgendwie sind sie eher das Gegenteil von sozial, sie isolieren.

Gleich Viertel nach acht – nun wird's aber langsam Zeit – Rucksack, Karte, Smartphone, Geld, Sonnencreme, Reserveklamotten, Wasser ...

Jetzt wäre ich doch tatsächlich fast in Sandalen losgerannt, und das Brötchen hätte ich auch fast liegen lassen! So in Gedanken verloren.

Unterwegs sein – Empfindungen und Eindrücke ‚ungefiltert'
Ich bekomme so nebenbei mit, heute, am 8. Juni 2017 – Wahlen in England, Wahlen? Und das an einem Donnerstag. Mal sehen, was rauskommt. Theresa May wollte einen breiten Rückhalt für ihre Brexit-Verhandlungen. Per Fahrrad zum ZOB, ‚Elbkai' heißt diese Haltestelle. Fahrrad ist ein besonderer Luxus, wenn man häufig so wie ich unterwegs sein möchte. Ich fahre an einer Frau vorbei, die ich von gestern kenne; scheint auch die gleichen Strecken wie ich zu wandern. Aber die hat sich wohl für Anreise per S-Bahn entschieden. Ich sehe, wie sie runter zur Personenfähre geht.
Der Wanderbus braucht zwölf Minuten. Zurück in Schmilka – als mich die Fähre übersetzt, blicke ich ein wenig wehmütig zurück auf dieses liebevolle Örtchen. Möchte man hier dauerhaft wohnen? Na gut, wandern heißt auch immer wieder Abschied nehmen. Ab heute verlaufen die restlichen Etappen linksseits der Elbe – man wechselt die Seiten. Auch die Seiten von der Hektik hin zur Besinnlichkeit?
Aufbruch um 9 Uhr: natürlich – nach wenigen Metern geht es schon wieder hoch, gleich bin ich mittendrin. Wieder sehne ich mich während des Aufstiegs, dass ich doch endlich oben ankommen möge, was für eine Quälerei, aber selbst ausgesucht, und das Dumme an der Sache, man muss irgendwann auch wieder runter. Wie im ‚richtigen Leben' – kaum einer bleibt dauerhaft ganz oben.
Als großer Caspar David Friedrich Fan darf ich natürlich den kleinen Abstecher am Ortseingang von Schöna zur ‚Kaiserkrone' nicht auslassen. Zumindest zu dem großen

Felsblock, den Caspar David Friedrich in einem seiner berühmtesten Gemälde, dem ‚Wanderer über dem Nebelmeer' verewigt hatte, will ich mal hin. Ich finde das, ähnlich wie vor zwei Jahren, sehr ergreifend, wenn man etwas real findet, was man jahrzehntelang als Kunstdruck bei sich zu Hause hängen sieht.   Und dann fällt mir auch noch ein dahinterstehendes Mahnmal auf; für die Gefallenen im Krieg. Beim Durchgehen der Namen taucht dreimal der Name ‚Ehrlich' auf. Schrecklich, für die Eltern, wenn drei Söhne im Krieg bleiben – warum nur muss es so was geben? Bietet uns die Schöpfung nicht alles, was wir brauchen und sollten wir nicht nur auf sie, sondern auch auf unseren Nächsten ‚Acht geben', statt ihn zu töten?
Genug philosophiert, zu viel Zeit will ich hier auch nicht verlieren. Und so lasse ich die Kaiserkrone, diesen aufragenden Felsen dahinter weg, war schon oft genug irgendwo oben, und ich sage nur: sieben Stunden, Körner nicht vorschnell verpulvern!
„Ein bisschen viel Ortschaft", geht es mir durch den Kopf, hätte der Verlauf nicht anders gestaltet sein können? Sollte ich hier eine Alternative wählen, ach egal, ich bleibe auf dem Malerweg. Hinten sieht man schon das prägnante Hotel ‚Wolfsberg' – dreimal war ich hier schon unterwegs, also brauche ich hier auch nicht sonderlich lange zu verweilen – ist ja auch erst kurz vor elf. Und auch für den Cafegarten in Reinhardtsdorf habe ich nichts übrig, weiß, dass ich auch gleich noch an der Ortschaft Krippen mit ihren vielen Sonnenuhren vorbeikommen werde, und dann wird's nur noch durch Natur gehen. Wie gesagt, war mir fast ein bisschen viel Ortschaft.
12 Uhr, seit drei Etappen hat sich eingebürgert, etwa nach jeder Stunde eine fünfminütige kurze Rast einzulegen, nach drei Stunden nehme ich mir 15 Minuten Zeit für eine

Trink- und Esspause. Was man so Essen nennen kann, bisschen vom Brötchen abknabbern. Spüren, ob ich wirklich Hunger habe? Nein, eigentlich nicht. Hier habe ich endlich mal eine Bank, direkt am Bach, aber auch direkt an der Straße, von der jetzt gleich wieder abgebogen wird. Straßen verlaufen in den Bergen eigentlich immer an Flüssen und Bächen entlang, logisch, wo hätte man sie auch sonst in den alten Zeiten anlegen sollen. Zwei Paare, die ich bei deren Pausen überholt hatte, kommen die Straße herunter, gehen an mir vorbei, biegen von der Straße ab, ich weiß schon, was gleich kommen wird - berghoch, diesmal hier aber angenehm durch herrlichen Wald.

Mir fällt auf: leider ist es hier mit der Ruhe zwischenzeitlich vorbei. Was nicht so alles Krach machen kann: Lkw, Rasenmäher, Produktion, Autos – mir geht die Abhängigkeit vom Strom durch den Kopf. Ich glaube, wenn in Deutschland der Strom zwei Wochen ausfallen würde, wäre die Hälfte der Bevölkerung tot. Krasse Idee – ich erinnere mich an das Buch ‚Blackout'.

Wenn man so wie ich längere Zeit draußen unterwegs ist, dann fallen einem immer mehr Details auf, man wird auch sensibler. Gerade was Gerüche anbetrifft spüre ich immer mehr Verschiedenheiten - besonders hier in der warmen Sonne ist es der Geruch von getrocknetem Gras; nennt man ‚Heu', für alle, die das inzwischen nicht mehr kennen; nicht mehr kennen, wie eines unserer Rohprodukte in die Nahrungskette gerät. Aus Gras wird Heu, aus Heu wird Futter für die Kühe und aus Kühen wird Milch – *„Kinder aus Berlin, die Milch kommt von Kühen (oder Ziegen), nicht aus dem Supermarkt!"* Kaum zu glauben, wie weit wir uns Menschen in der sogenannten Zivilisation schon von den Ursprüngen wegentwickelt haben – wie schön, hier noch mal die Nähe zum Ursprung zu erleben und auch die Verbindung zur eigenen Kraft, zur eigenen Energie, auch ohne diese ganzen ‚Energie-Drinks' mit ihrem hohen Kaffee-Anteil.

Nachdem man an den ersten vier Tagen so gut wie kaum Bänke fand und gar keine Schutzdächer, die man schon einige Male gut hätte gebrauchen können, gibt es hier mehr als genug.

Ich merke, wie sich manche Themen in meinem Kopf wiederholen. Zum Beispiel, dass es doch gut ist, eine Karte dabei zu haben. An einem markanten Punkt fehlt scheinbar ein Hinweiser, erst wollte ich geradeaus weitergehen, da ja weder ein Pfeil noch ein ‚M' zu sehen war, dann doch eine warnende Stimme, *„Schau lieber hier mal auf die Karte!",* und so musste ich eine fast 180-Grad-Kurve einlegen, statt geradeaus weiterzugehen. Hatte ich mich anfangs über mein eigenes Sicherheitsthema lustig gemacht, war ich jetzt froh, dass ich so bin und die Karte mitschleppe.

Ein wunderbar symbolischer Blick. Ich hier oben, umgeben von Ruhe und gedämpftem Licht aufgrund der Bäume und unten einige Gebäude tief unter mir im Tal im gleißenden Sonnenlicht, die zwischen den geraden und engstehenden Stämmen der Fichten hindurch flimmern.

Nun wird der Weg wieder etwas breiter, Reifenspuren. *„Wie kann hier nur ein Forstfahrzeug langgefahren sein?"* Der muss mit einem halben Reifen immer über dem Abgrund gehangen haben, der Weg ist doch für so was viel zu schmal, aber scheinbar musste das doch gegangen sein. Und noch ein Kontrast: vorhin kein Schild und hier immer wieder eines – eigentlich viel zu viele. Überhaupt: ich werde später noch wochenlang die Angewohnheit haben, nach Hinweisschildern Ausschau zu halten. Ich komme an einem kleinen See vorbei, eigentlich auch ein schöner Ort, um zu rasten, aber noch zieht es mich ein wenig weiter.

13:15. – vier Stunden sind inzwischen rum, recht einsam; aber das war es ja, was ich hier suchte.
Zwischendurch philosophiert man, was schlimmer ist, rauf oder runter. Hoch schwitzt und keucht man und sehnt sich nach oben, runter quält man sich aber auch; und bei jedem Schritt tun Knie oder Knöchel weh, und gefährlich ist es auch noch. – Aber wenn alles eben wäre, wäre es nur halb so eindrucksvoll.
Ich überlege, ob ich wohl stinke. Wohl schon, obwohl ich mir heute Morgen ein neues Hemd angezogen hatte, aber ist wohl auch normal. Schwitzen trotz bedecktem Himmel. (Erinnerung an den Buchtitel: *„Der Dativ ist dem Genetiv sein Tod."*) Wenn man kaputt ist, sind die einfachen und monotonen Abschnitte auf dem Weg meistens die besten. Man trottet nur so in seiner Wegspur entlang und sinniert halb träumend vor sich hin – wird ja eigentlich von Hirnforschern uns allen empfohlen.
Im Gespräch mit Leuten, gerade wenn sie älter sind als ich, fühle ich mich oft so ähnlich wie 20, nennt sich wohl Altersregression. Töne vom Specht, Insekten. Knackende dünne Zweite, wahrscheinlich ein Mäuschen. Und über die weiten Wiesen begleiten mich jetzt eine Weile wieder mal graue Felsen am Horizont, was für ein Panorama. Man muss gar nicht immer oben sein, um eine tolle Übersicht zu haben, eine freie Wiesenlandschaft tut's oft auch. Ob das die Schrammsteine sind, oder die Klippen entlang der Elbe, eigentlich ehemalige Steinbrüche, wo August der Starke früher einmal Sandstein für die Gebäude in Dresden abschlagen ließ. Und ähnlich wie in Ägypten, wo man vor 4000 Jahren den Nil als Transportweg für den Rosengranit nutzte, wurde auch hier die Elbe beschifft.
Oh, wie wunderbar. Da sind zwei Kinder, die auf Bäume klettern; über die kann ich mich freuen. Ob die Mutter

nicht Angst hat, ganz schön weit oben. „Nein", habe sie nicht. So was gibt's hier halt noch in Sachsen, im vom Westen abgelehnten Dunkeldeutschland. Hochmut kommt vor dem Fall. Erinnere mich, wie unsere Kinder in München vor zwanzig Jahren alles genutzt haben, zum Klettern, selbst in der U-Bahn ging es die Haltestangen rauf und runter – meine Frau wurde damals fast verrückt, ihr war das peinlich, ich fand es toll – wer sich sportlich bewegt, baut keinen Mist! Und siehst du, die beiden kommen auch heil wieder runter vom Baum.

Und ich muss wieder hoch, warum auch nicht, fällt jetzt auch nicht mehr schwer, der Pappstein wird die letzte große Anstrengung für heute sein. Auch wieder wunderbare Passagen. Da ich im Grunde genommen heute recht früh dran bin, lasse ich es etwas langsamer angehen. Pause um Viertel nach zwei. Ich gönne mir jetzt sogar einen kurzen Aufenthalt oben in dem einfachen Gasthaus. Ich frage mich, wie die all ihre Getränke und Lebensmittel hier rauf bekommen, gibt es irgendwo einen Warenlift? Gegenüber auf der Großen Hunskirche – wieder so ein eigentümlicher Name - sind Kletterer zugange, oder ist es die Kleine? Mensch, wie die da oben in luftiger Höhe ohne Schuhe herumturnen, mir wird schon komisch beim Rüberschauen. Laut Karte sind wir hier 451 Meter hoch. Ganz ordentlich, denke ich so bei mir, von Krippen bis hier oben waren es so um die 350 Höhenmeter, gar nicht richtig gemerkt, nur die Treppen am Ende.

Und Treppen würden mir auch jetzt bevorstehen, wenn es wieder bergab gehen würde. Losgehen! Das Aufbrechen nach einer Pause sollte bewusst erfolgen. Es erfordert Sensibilität für den Körper, jetzt, wo man ‚kalt geworden ist', kann eine zu rasche Bewegung schon irgendwelche muskulären Folgeerscheinungen nach sich ziehen. Also

langsam aufstehen! Und die Zähne aufeinanderbeißen. Mein Fahrgestell tut an verschiedenen Stellen weh. Mehr als gestern. *„Autsch, autsch, autsch",* trepprunter beginnt.
Das sind mal eben ungefähr 480 Stufen, um vom Pappstein wieder runter zu kommen. Nahe der Straße wieder Lärm. Wie hoch stand wohl der Pappstein über dem umliegenden Gelände? 480 Stufen, jede zwanzig bis dreißig Zentimeter hoch, ach lassen wir das!
Woher kommen eigentlich unsere Gedanken, warum denke ich, was ich gerade denke, warum tue ich was ich gerade tue? Das ist womöglich eine existenziell zentrale Frage, die man mal beantworten sollte. Aber kann man das überhaupt? Warum denke ich jetzt an einen Baum und nicht an Urlaub in Italien? Und warum fällt mir der Urlaub in Italien ein und nicht die Autofahrt von letzter Woche, ach lassen wir das. Hier hat man eine gute weite Sicht - welch' lange Strecke man allein in einer Viertelstunde zurückgelegt bekommt! Erstaunlich.
Puh, zum Glück ging der Weg nicht auch noch über den Felsen Gohrisch, noch so ein Steingebilde, nur 481 Meter hoch. Jetzt geht's allmählich Stück für Stück langsam weiter runter, meinem Zielort entgegen.
So ein einfacher Abstieg zum Ende der Etappe, dazu Vögel und Sonnenstrahlen durchs Buchenlaub, die mir zuzwinkern, das macht einen beschwingt und frohgelaunt.
Am Ende musste ich noch zwei Kilometer etwas Tempo machen, noch mal den fünften Gang einlegen, um den Bus im Luftkurort Gohrisch um 16:05 zu kriegen. Da ist er wieder, der Zeitstress! Aber nein, eigentlich nicht, der Bus kann ja nichts dafür, dass er hier um kurz nach vier durch muss, ich möchte und ich werde ihn erreichen, da ich sonst noch drei Kilometer Straße bis zurück nach Bad Schandau gehabt hätte, die wollte ich mir halt ersparen,

und es würde auch wunderbar sein, mal wieder im Bus zu sitzen und die Landschaft an sich vorbeiziehen zu sehen.
Geschafft mit fünf Minuten Luft. Eigentlich hatte erst den Bus um 15 Uhr angepeilt und nehmen wollen, weil der direkt runter bis Schandau gefahren wäre, nun, dieser hier fährt stattdessen bis Königstein, dann geht's halt mit der S-Bahn oder dem Bus nach Hause – da kann man ganz gelassen bleiben – habe ja meine Wochenkarte ..
Trotz der Gedanken an die Fahrzeiten, ich bin fast so was glücklich, wie ich das wieder hinbekommen habe. Die Nutzung der Verkehrsmittel macht hier ganz einfach Spaß. Es gibt wirklich eine Menge, und die sind auch noch superpünktlich, und – und die Fahrer sind immer so unkompliziert nett. Jetzt müsste hier eigentlich ein Smiley stehen wie im Smartphone.
Irgendwie sind Urlaube wohl doch immer zu kurz, drüben auf der anderen Seite der Elbe sehe ich Radfahrer auf dem Elberadweg, das wäre auch noch mal was für mich, aber man kann nicht alles haben, selbst als zukünftiger Rentner nicht, entweder fehlt das Geld oder die Gesundheit, oder man arbeitet weiter, weil man womöglich erstens bei der privaten Rentenversicherung geknausert oder sich komplett verzockt und mit der Beteiligung an Windparks aufs falsche Pferd gesetzt hatte, oder man arbeitet gerne weiter, weil einem die Arbeit Spaß macht oder alles zusammen. Aber ‚Zeit' – gibt es so etwas überhaupt? Oder gibt es nur Termine und willkürliche Festlegungen in Bezug auf den Stand der Sonne? Ich glaube, die Zeit weiß gar nicht, dass es sie gibt. Das Leben kann so schön sein, die kleine Fähre im Sonnenlicht - nur leider vergessen wir Menschen das zu oft, und machen uns das Leben auch noch gegenseitig schwer.

Auch nach dieser Tagestour ist man wieder etwas schlauer
Die Anfahrt zum Startort in Schmilka war überhaupt kein Problem, dann ging es erst mal auf engem lauschigen Treppenweg wie fast zu jedem Tagesstart erst einmal steil berghoch. Über Treppenstufen, die jede für sich ganz schön hoch waren. Aber nicht meckern, vielmehr Hochachtung zollen vor denjenigen, die diese Treppen gebaut haben. Jeder Stein, jeder Holzbalken musste hier einzeln per Hand hingeschleppt und eingepasst werden.
Dann über Wiesentrampelpfade, und wer will, kann den Felsen bestaunen, an dem Caspar David Friedrich die Vorlage für das Gemälde ‚Wanderer über dem Nebelmeer' genommen hat. Zu erwähnen ist hier noch das gigantische Mahnmal gegen den Krieg mit den Namen der Gefallenen aus dem ersten und zweiten Weltkrieg. Den dazugehörigen Felsen sparen wir uns, es sei denn, man ist sehr leistungsstark. Aber es liegen noch mehr als fünf Stunden vor einem. Und auch die markante Kuppe des Zirkelsteines zur Linken lassen wir besser weg.
Dann kommt eine längere Passage, wo man die Lust verlieren kann, da es immer wieder auf Asphalt durch kleinere Ortschaften geht. Allerdings, wenn man will, kann man sich hier an einer Menge historischer Häuser, alter landwirtschaftlicher Maschinen, einem Feuerwehr-Nostalgie-Museum, Bänken, Wiesen mit Wildblumen, dem Panorama-Hotel Wolfsberg und den vielen sehr einfachen Grundstücken erfreuen und lernen, dass das Leben auch so funktionieren kann. Am Horizont begleitet einen das Panorama der Schrammsteine.
Erst ab der Nähe vor Krippen, mit einem etwas komplizierten Abstieg wird es wieder natürlicher. Ein Bach, ein sehr angenehmer Anstieg, wobei man an einer Kehre aufpassen muss, da hier kein Schild steht, und dann immer etwas

höher. Unterwegs passiert man einen Berggasthof, einen Naturteich und öfters mal überdachte Sitzgelegenheiten. Erneut erlaubt das Gebiet weite Blicke in die Landschaft um den Papstein herum und natürlich auf diesen Tafelberg selbst, der auf der Tour noch überquert werden muss. Rauf mag es leichter sein als runter, denn bergab hat man knapp 500 Stufen zu absolvieren. Aber oben kann – ja muss – man Halt machen, allein schon wegen des Ambientes. Oft kann man von hier aus auch Kletterer beobachten, die einem schon mal das Blut in den Adern gefrieren lassen, wegen ihrer Schwindelfreiheit.

Bei Gohrisch gibt es zwei dann Möglichkeiten des Ausstieges. Entweder man nimmt den Bus bei Erreichen der Straße direkt nach dem Abstieg mit Namen Papstein, oder man verlässt den Malerweg am Ende des Muselweges südwestlich von Gohrisch und folgt dem Bodenlehrpfad und kommt in der Ortsmitte zur Bushaltestelle.

Muss ich das noch erwähnen – auch heute war ich so in mich gekehrt und zufrieden, dass ich keinerlei Lust und es auch nicht nötig hatte, Nachrichten und Fotos zu verschicken. Einfach zufrieden, froh – aber auch schon im Begriff, etwas wehmütig zu werden. Das war nun schon der sechste Tag, zwei würden nur noch folgen. Morgen zum Beispiel direkt an der Festung ‚Königstein vorbei. Und die wundervolle Elbe begleitet mich Tag für Tag. Und schaue man doch bloß mal auf diese wunderbaren ‚grünen Wände' zu beiden Seiten – jeder Baum ein Unikat, jeder will leben, seinen kleinen Teil am Ganzen beitragen.

„Der Königs- und der Lilienstein schau'n sagenreich hernieder,
der König wollt' die Lilie frei'n, so melden alte Lieder."
(Vers aus dem Gedicht von Hugo Lissauer – Seite 3)

Der 7. Tag:
Vom Luftkurort Gohrisch bis nach Weißig

> *Offiziell würde die Strecke heute gut fünfzehn Kilometer betragen, da es aber knapp zwei Kilometer sein würden, um von der Bushaltestelle in Gohrisch erst wieder die offizielle Streckenführung zu erreichen, und da ich am Tagesziel Weißig ebenfalls noch mal knapp zwei Kilometer runter bis zur Bahn gehen müsste, käme man auf 19 Kilometer. Sechs Stunden sollten also schon angesetzt werden. Der Verlauf würde zwischen ‚leicht' und ‚mäßig schwierig' variieren und es kämen insgesamt 620 Meter berghoch und 800 Meter bergab auf die Wanderer zu.*

Schon heute Morgen: Woher kommt diese Zufriedenheit?

Schau'n wir mal, wie sich wohl der heutige Tag entwickelt. Der siebte Tag bricht an. Man ist so herrlich entspannt, was schert einen der Alltag? Keine Erwartungshaltungen, die an einen gestellt werden, keinerlei Verpflichtungen, keine Anrufe, die es zu beantworten gilt, keine Post, keine Rechnungen, kein Stress. *„Ach, könnte es doch immer so bleiben!"*
Ein zufriedenes Selbstverständnis scheint sich in mir breit zu machen, eine Vorstellung von der positiven Veränderung, mit der ich übermorgen nach Hause fahren werde. Habe schon eine Reihe von guten Vorsätzen, aber nicht in der Art, wie sie sich viele Leute immer wieder zum Jahreswechsel vornehmen und von denen sie eigentlich schon in diesem Augenblick wissen, dass sie sie sowieso nicht einhalten werden. Aber vorher würde ich noch die restlichen Abschnitte genießen. Würde es genießen, mich nach

dem Frühstück auf mein Fahrrad zu schwingen und mit Leichtigkeit loszurollen, ich würde kaum treten müssen.

Meine Unterkunft, das Dekora-Haus, liegt einige Meter oberhalb der Straße. Das heißt, ich brauche nur aufzusteigen und das Rad würde wie von selbst losrollen, schwerelos Schwung aufnehmen, runter rollen auf dieser schrägen ‚Rampe' und dann wäre ich auch schon auf der Straße, die auch noch ein leichtes Gefälle besitzt; leichtes Gefälle in die richtige Richtung. Man fragt sich warum? Na, weil es doch runter in Richtung Elbe geht, und Flüsse fließen bekanntlich immer am tiefsten Ort der Umgebung – also, ich würde die erste Phase des Tages erst einmal wie von Zauberhand und ganz von selbst hinter mich bringen. Aber Spaß würde ich auch dabei haben wollen, also würde ich auch noch ein wenig treten. Fühlt man sich so, wenn man ein E-Bike besitzt? Aber das wäre nicht so mein Ding, die Sache mit dem Akku und überhaupt, ich will nicht so viele komplizierte Dinge um mich herum haben, um die man sich Gedanken machen muss, will mich lieber direkt spüren, sehen, was ich noch leisten kann, und wenn das nicht aus eigener Kraft geschehen kann, dann würde ich es eben sein lassen.

Obwohl mir klar ist, dass ich auch heute Morgen erst mal wieder zu dem Ort gelangen muss, an dem ich gestern den Malerweg verlassen hatte, schließlich will ich keinen Meter auf dem Rundkurs verpassen, bleibe ich inzwischen deutlich entspannter als an den ersten Tagen. *„O.K. – es gibt nur sehr begrenzte Möglichkeiten",* um dort hinzukommen. Deshalb gilt es aufzupassen, dass man den Wanderbus erreicht, der gegen 8:10 am Bahnhof abfährt und auf verschlungenen Wegen bis auf den Parkplatz von gestern in Gohrisch fahren wird. Den will ich haben und das schaffe ich auch, da bin ich mir sicher. Das ist die

Sicherheit, die aus Routine und erfolgreichen Unternehmungen erwächst. Einen anderen, als diesen Bus will ich auch gar nicht einplanen, denn nähme man einen anderen, so müsste man erst mal bis zum Ort Königstein und müsste dann dort umsteigen. Das würde vor Start der Etappe Zeit kosten, und wenn ich schon irgendwo mehr Zeit verbringen möchte, dann bitteschön unterwegs in der Natur – wobei ich mir heute auch einen späteren Start ‚leisten' könnte. Das würde heute nicht so schlimm sein, da ja die heutige Tour kürzer ist als die drei letzten. Aber egal, meine innerliche Uhr tickt sowieso.

Interessant und noch nicht entschieden ist allerdings, was am Ende passieren soll, da von Weißig aus scheinbar gar kein Bus mehr fährt – zumindest habe ich keine Verbindungen gefunden. Deshalb ist mein Plan, von Weißig aus die Etappe zu verlassen und bis zum Bahnhof in Rathen abzusteigen. Oder man müsste schon deutlich früher unterwegs aussteigen. Das will ich mir einfach mal offen lassen und vor Ort entscheiden. Inzwischen bin ich ja auch routiniert (ein ‚Profi') genug, um mit der frühen Abfahrtszeit, sowie einem offenen Ende umzugehen.

Außerdem ist es auch für den Kopf besser, wenn man sich einzig und allein nur noch auf das Hier-und-Jetzt konzentriert, anstatt ein ‚Hätte' und ‚Könnte' als Ballast mit sich rumzuschleppen. Und was zusätzlich auch noch offen sein würde: heute kommt man an der Festung Königstein vorbei, vielleicht gönne ich mir einen Abstecher. Dann müsste ich aber wohl die Etappe verkürzen, da so ein Besuch sicherlich zwei Stunden in Anspruch nehmen würde. Laut Info-Blatt handelt es sich hier um die größte Festung dieser Art in Europa, und wahrscheinlich wird sie auch die größte der Welt sein – andersrum, ich war schon zweimal dort. Also schau'n wir mal, wie sich der Tag so entwickelt.

Unterwegs sein – Empfindungen und Eindrücke ‚ungefiltert'
Als ich gerade mein Fahrrad hervorhole, wird mir bewusst, dass das von mir Tag für Tag gewählte Zeitraster ohne Rad so gut wie nicht zu schaffen sein würde. Frühstück ab 7:30 und der Bus fährt ab Bahnhof um 8:10, davor die Fähre benutzen, die mich rüberbringt. Wer sein eigenes Fahrrad nicht mitnehmen kann, der sollte sich ein Fahrrad vor Ort leihen. Die Alternative wäre noch, sein Quartier im Zentrum direkt an der Elbe zu wählen, aber ich finde meines hier optimal. Morgens beim Frühstücken empfängt einen hier die Sonne, der Ort und seine Adresse sind wirklich spitze. Doch dazu am Ende noch mal ausführlicher.
Heute am Beginn des siebten Tages wird wohl auch der letzte Wanderer die zurück liegenden Strapazen ein Stück weit spüren. Am Bahnhof fallen mir die Schlagzeilen der England-Wahl von gestern ins Auge und das ging anscheinend für Theresa May komplett in die Hose. Sollte einen hier ja gar nicht interessieren, aber man ist ja keine Insel – so ein wenig Politik bekommt man immer mit.
Die Fähre ist natürlich pünktlich, 7:55 - ich erreiche sie auch ohne Uhr. Der Uhrmacher hatte mir Hoffnungen gemacht, sie wieder hinzubekommen. Komisch, zu Hause hatte man mir gesagt, ich würde eine Neue brauchen. Entspannung – schon legt die kleine Personenfähre an. Noch zehn Minuten Zeit für 200 Meter. Jetzt nur noch die Stufen hoch zum Bus, klappt alles perfekt, aber war ja eigentlich auch nicht anders zu erwarten gewesen.
Zwanzig Minuten im Bus bis nach Gohrisch, wunderbar, die Landschaft, die Elbe, die Felsen an sich vorbeiziehen zu sehen - Start 8:30 – *„Recht früh, Rekord?"*
Nach 15 Minuten wieder auf dem Malerweg, und gleich darauf kleines Schild *„Queckenborn – besonders lohnend".* Fünf Minuten sollen es sein. Na gut, ich bin gut drauf und

zu Anfang der Tour kann man sich das inzwischen wohl auch mal leisten, oder werde ich gegen Ende übermütig. Man muss den Trampelpfad wirklich weit genug gehen, sonst findet man die kleine Quelle nicht. Eine wirkliche Quelle, so was sieht man nicht sehr oft. Ich bin hier komplett allein, totale Ruhe, nur Wind, Vögel und das Geplätscher des kleinen Wasserstrahls. Hat sich gelohnt, am liebsten würde ich hier für immer bleiben, wieder mal so ein sagenhafter Ort, der einen an das Paradies erinnert.
Allerdings die Füße; die fühlen sich heute an, als seien die Schuhe kleiner geworden. Was ist das denn? Bin doch erst eine halbe Stunde unterwegs. Jetzt fällt mir auf: ich habe noch keine einzige Blase! Früher hatte ich immer Blasen, manchmal mehrere an einem Fuß. Aber mit dem Alter wird man weiser, und so verzichtet man auf Mutters ‚Selbstgestrickte', und kauft sich gute Wandersocken. Die, die keine Maschen haben und aus weicher Wolle hergestellt sind.
Zwischendurch kommt mir in den Sinn: *„Ich glaube, ich bin eine aussterbende Spezies – Wandern, so was Altmodisches"* (...) Deshalb würde ich wirklich mein Buch schreiben wollen, um mehr Menschen dazu zu motivieren.
Auf den ersten Etappen, da wollte ich einfach nur vorankommen, nur weiter, was schaffen, die letzten eher genießen, was mitnehmen, das Schöne, welches sich hier meinem Bewusstsein anbietet, festhalten, in sich verankern.
„Hier sterben, warum nicht?" Wenn's denn kurzfristig sein muss, gäbe es einen schöneren Ort?
Wer oder was ist gesund? Im Alltag wie auch in der Praxis habe ich immer wieder das Gefühl, die Menschen würden gar nicht merken, wie krank sie sind. Deshalb hier mein Vorschlag: wer sich testen will, der nehme einen Stadtplan und gehe einige Stunden durch große Städte (Stuttgart, Berlin, Hamburg, Köln), dann wandere er 3 oder 4 Tage

hier herum und gehe noch mal für ein paar Stunden durch Städte. Dann wird der Unterschied unübersehbar.

Heute wandere ich zeitlos – die Uhr ist beim Uhrmacher. Deshalb finde ich, dass ich jetzt vor Ort noch mehr präsent bin. Oder liegt es nur daran, dass ich jetzt doch schon ziemlich lange hier in der Abgeschiedenheit der Natur unterwegs bin?

Autsch, der Aufstieg zum Pfaffenstein fordert mich, im Profil von Weitem erinnert er an eine Zackenkrone – jetzt ist der Kopf wieder mal völlig ohne Gedanken. Nach der ersten Phase, jetzt steil hoch, bei 480 Stufen sehe ich noch kein Ziel (manchmal habe ich halt so eine Zählmacke), wer gestern dachte, 480 sind viel, heute sind es noch etwa 100 Stufen mehr. Aber der Aufstieg lohnt sich unbedingt, auch wenn man den Berg hätte umgehen können. Herrliche Stufen, schönes Geländer, keiner braucht hier Angst zu haben, und die Aussichten, diese Aussichten (...) Mir fällt meine philosophische Erkenntnis von meiner München-Venedig-Tour wieder ein: *„Jeder Berg will erst noch erstiegen werden."* Diesen Gedanken habe ich bis heute nie aus dem Kopf verloren. Das soll jetzt nicht heißen, dass man unbedingt jeden Berg ersteigen muss, sondern es soll bedeuten, dass man auch noch so viele Berge erstiegen haben kann, auch der tausenderste wird wieder Kraft und Schweiß erfordern, dort ohne Anstrengung hinauffliegen können nur Vögel.

Hier oben gibt es auch eine Bewirtung, 10:30, die fleißigen Leute bauen erst auf, machen die Tische sauber, ich darf mich setzen; aber nicht jeder startet seine Tagestour auch schon um halb neun, Himbeerlimonade – ich werde schon mal zwischendurch bedient. *„Himbeer-Limo, auch so was typisch Lokales."* Heute gönne ich mir das, es sind weniger die Wärme und der Durst, sondern die Sinnlichkeit, die

Entschleunigung, das gemütliche Ambiente, welches mich hier oben umgibt.

Schade, Wandern hat immer was mit Ankommen und Vorfreude zu tun – aber leider auch immer mit Aufbrechen und Abschied-nehmen. So auch jetzt, aber ich bleibe unterwegs hier oben häufiger stehen, als die anderen Tage. Es ist dermaßen abwechslungsreich, fast unbeschreiblich, man muss es selbst erlebt haben. Ich merke gerade und staune, wie weit ich eine andere Gruppe abgehängt habe. Und das, obwohl ich mich selbst schon langsam fand.

Sturmböen kommen auf, die Bäume biegen sich gefährlich, die Bedienung bleibt ruhig, alle Achtung! Ja es könnten heute starke Windböen und auch wieder mal Regen in dieses Gebiet ziehen, meinte zumindest die Wettervorhersage. Mir ist das Ganze jetzt doch ein wenig unheimlich, das würde jetzt gar nicht ins Drehbuch passen, wenn man hier von einem Baum erschlagen wird. Ich hatte ja mal gedacht, hier zu sterben wäre nicht weiter schlimm, aber vorher würde ich jetzt wohl doch noch zumindest den Anspruch haben, die Tour morgen zu Ende zu bringen.

0,2 Liter Himbeerlimo war wohl doch zu wenig, ich hätte auch 0,4 haben können. Aber jetzt wollte ich nicht mehr nachbestellen. Weitere Sturmböen, *„hoffentlich kommt kein Ast runter"*, so wollte ich dann doch nicht sterben. Bloß weg hier, der Gipfel mit seinen 434 Metern hat doch eine ganz schön gute Angriffsfläche.

Wer mal einen wirklich abwechslungsreichen felsigen Höhenweg machen möchte, der sollte hier her kommen. Das Rauf und Runter über Felsen, flache und steile Formationen, Leitern, Übergänge, Holzstufen und so weiter und so weiter dauerte über dreißig Minuten, natürlich immer mal wieder unterbrochen vom Genießen und Fotografieren. Je näher ich dem Ende meines Abenteuers komme, umso mehr wird mir bewusst, dass es bald vorbei sein wird mit diesen wunderbar intensiven Erfahrungen und den optischen Eindrücken. Und schon jetzt ahne ich, was ich bald vermissen werde. Also festhalten, was nur geht.

Auch den Blick hinüber zur Festung Königstein möchte ich so gern festhalten, inzwischen begleitet mich dieser Blick schon eine ganze Weile, Zeit zu überlegen, ob man der Festung später vielleicht doch einen Besuch abstatten sollte; aber noch liegt zwischen uns ein tiefer Taleinschnitt. Es würde also erst mal weiter runter gehen, dann durch den Ort und dann wieder hinauf. Alles wie gehabt – die Landschaft ist wie das richtige Leben. Mal geht es bergauf, mal geht es bergab. Man darf sich nur nicht entmutigen lassen, sonst hat man nichts davon.

Der angenehm idyllische Abstieg zieht sich hin, aber hier ist den Leuten wohl das Schildermaterial ausgegangen. Zwischenzeitlich wird es ganz schwer, sich zu orientieren. Ich treffe das Pärchen, das ich schon mehrmals traf, die waren wie ich auch falsch gegangen. Und komisch, nachdem sie vor zwei und drei Tagen sehr reserviert waren, scheinen sie heute regelrechte Mitteilungssucht zu haben – ist aber zwischendurch auch mal ganz nett. So kann es sein, wenn man menschliche Sätze aufsaugt, sie in sich bewegt, erkennt, was die anderen beschäftigt und natürlich sich auch selbst mitteilen möchte – hat das einen Sinn? Na ja, zumindest geht es uns Dreien jetzt scheinbar so.

Hier im Ort Königstein kann man schon mal die Lust verlieren. Ich tue mich schwer damit, zu erkennen, wie es weitergeht. Aber so geht es scheinbar auch anderen. Ich beobachte etliche andere, die auch umherirren. Und irgendwie bin ich auch schon ganz schön kaputt, und noch nicht mal die Hälfte ist geschafft.

Ich treffe wieder auf das holländische Ehepaar, das Ich schon mehrmals traf, langsam kennt man sich und nähert sich an. Die haben auch schon den Eifelweg und andere Touren gemacht. Immer noch schlechte Ausschilderung, wir beratschlagen und wägen minutenlang ab, welche Richtung wir nehmen sollen. Die Entscheidung steht.

Mit etwas Kartenkundigkeit, Intuition und Glück erreichen wir die Festung oben auf dem Tafelberg. Ich spare mir das, will weiter, weiß noch nicht genau, wie lange ich von Weißig noch zu gehen habe, da ich Rathen und den Zug erreichen muss, außerdem wird es wieder windiger und Gewitter könnten im Anmarsch sein. Aber vielleicht auch erst nachts, wer weiß das jetzt schon. Ich wundere mich mal wieder über mich, dass ich anscheinend immer noch eine gewisse Panik wegen schlechten Wetters habe – jetzt, wo ich mir doch eigentlich sicher sein kann, dass ich mein Ziel irgendwie schon erreichen werde, auch wenn ich nass sein sollte.

13 Uhr - und nach fünf Minuten Pause vor dem Personenaufzug der Festung Königsein geht's weiter. Inzwischen setzt wieder etwas Erleichterung, Beruhigung ein. Die Schilder sind jetzt wieder in normaler ordentlich Form zu finden, wie ich das vom Großteil der Strecke kenne. Ein angenehmer Abstieg folgt, mal über Wiesen, mal unter Buchen, aber trotzdem bin ich ein wenig angeschlagen. Dachte ich gestern noch, ich sei so fit und könne gleich noch eine Woche dranhängen, bin ich im Moment froh, dass morgen erst mal Schluss ist. Sehne mich nach Sauna. 13.45. *„Nennt man sowas Bio-Rhythmus?"*

Die Stimmung steigt schlagartig. Nachdem man beiläufig vor Kurzem lesen konnte, bis Weißig seien es noch anderthalb Stunden, steht da jetzt plötzlich ein Schild *„Weißig - 35 Minuten".* Knapp eine Stunde aufgeholt und man

denkt, man ging gerade mal erst zwanzig Minuten. Immer wieder dieses Wechselbad der Gefühle. Und zwischendurch habe ich auch noch einen unbeschreiblichen Blick vom ‚Mausoleum' hoch über der Elbe über das Tal.
Leider merke ich erst nach und nach, dass die 35 Minuten wohl nicht stimmten – und die Sonne brennt.
Kurz vor drei, Weißig ist inzwischen doch erreicht, immer noch Sonne, trocken. Endstation. Frage, was mache ich? Eine Entscheidung muss her, wie komme ich von hier aus nach Hause? Mir kommt mir der Satz in den Sinn: *„Jetzt musst du kämpfen!"* Knapp anderthalb Kilometer steil die Straße runter – ganz schön hart, und morgen früh würde ich hier wieder hoch müssen, zurück auf den Malerweg.
Wie Gut kann Eis tun? Die halbe Stunde Abstieg hätte heute eigentlich nicht sein brauchen, die Sonne wurde am Ende erbarmungslos. Drei Kugeln selbstgemachtes Eis. Jaja, nicht nur die Italiener können Eis machen (...)
Glück am Bahnhof, nur vier Minuten bis der Zug kommt. Zufall, oder Belohnung für die Anstrengungen? *„Das Leben geht so langsam weiter, man merkt es oft gar nicht."* Also aufwachen! Nähere ich mich mit einer derartigen Haltung jetzt schon den Zeugen Jehovas mit ihrem ‚Erwachet!'?
Wie schön ist es im klimatisierten Zug zu sitzen. Auch von hier aus sieht man das Leben an sich vorbeiziehen; in Booten paddelnde Menschen, Radfahrer auf dem Elberadweg, Camper auf den Zeltplätzen, Busse, Wanderer und auch ein Schaufelraddampfer – alles in Harmonie.
Sieben Stunden sind wohl meine Zahl. Scheinbar hatte ich heute wohl doch mehr getrödelt, als sonst. Königstein, wunderbar sonnige Eindrücke. Grüne Wälder, die Elbe, graubraune Felsen. Hier heißen die Berge beziehungsweise die Felsen eben meistens ‚Steine' – ich hatte auch mal irgendwo gelesen, warum. Die Frage kläre ich zu Hause.

Bin wirklich ganz schön geschlaucht, vielleicht hätte ich ja doch in Thürmsdorf bei der Schokoladen-Manufaktur Pause machen sollen – aber *„hätte hätte Fahrradkette".* Und jetzt freue ich mich auf die Toskana-Therme und auch darüber, dass es hier doch tatsächlich noch einen Uhrmachermeister gibt, der meine Casio komplett auseinandergenommen, gereinigt, gefettet und mit neuer Batterie wieder zusammengebaut hat. Als ich vor einigen Wochen zu Hause mal nachfragte, da hieß es nur, die sei zu alt, man brauche eine Neue. Ich zumindest bin dankbar, dass ich die Uhr behalten kann. Und auch dankbar darüber, dass man sie nicht wegwerfen musste und damit den Müllberg von Elektroschrott noch vergrößert hätte. Um den Preis für eine neue wäre es mir dabei gar nicht gegangen, sondern ums Prinzip.

20 Uhr – man glaubt es kaum, nach den drei Stunden in der Therme, von denen erneut nur zwei zu bezahlen waren, wollte ich typisch sächsisch essen, zumindest versprach dies das Plakat draußen. Und dann steht da im Eingangsbereich ein Schild: *„8 Uhr - Küchenschluss".* Zu essen gibt es nichts mehr. Jetzt schon Feierabend, na gut, die Leute wollen ja halt auch mal zur Ruhe kommen.

Nach Heute beginnt noch mehr das Loslassen

Offiziell hätte die Etappe heute eigentlich nur 15,4 Kilometer betragen sollen. Aber nimmt man jetzt die knapp anderthalb Kilometer vom Luftkurort Gohrisch aus wieder zurück auf den offiziellen Etappenverlauf des Malerweges im Wald in der Nähe von ‚Onkel Pauls Ruhe', zählt den Abstecher zum Queckenborn mit einem Kilometer und die zwei Kilometer am Ende von Weißig runter nach Rathen zur S-Bahn hinzu, so kommen wir fast genau auf zwanzig Kilometer, und genauso fühle ich mich heute auch, zumal auch noch ein erstmals sehr sonniger heißer Tag seinen zusätzlichen Tribut gezollt hatte.

Die drei Stunden in der Therme tun gut, sehr zu empfehlen, hinterher in der Pizzeria, und es wird nicht langweilig, weil ich nebenbei schon mal die unwichtigen Fotos wegsortiere und meine Nachrichten durchgehe und auch mal wieder ein paar mit Fotos losschicke. Derweil kommt die angekündigte Regenfront näher, es donnert und ob das schon Regen ist, was da draußen jetzt zu rauschen beginnt, oder ob es eher das Geräusch von Laub ist, schlecht zu sagen, sehen tut man draußen trotz der langen Abende nichts mehr. Erstens ist der Himmel total dunkelblau bis schwarz und zweitens verschwindet die Sonne hier schon recht früh hinter den Bergen. Den Sonnenuntergang beobachtet man am besten unten an der Elbe – von dort hat man beste Sicht in Richtung Westen.

Im Osten geht die Sonne auf, im Süden nimmt sie ihren Lauf, im Westen wird sie untergeh'n, im Norden ist sie nicht zu sehen.

So jetzt müsste ich eigentlich noch mal schauen, wie ich morgen früh wieder nach Weißig komme, aber da es im schlimmsten Falle (und das ist der wahrscheinlichste, da es dorthin scheinbar keine Busverbindungen gibt) nur per Bahn bis Rathen geht, von wo aus ich die zwei Kilometer steil berghoch wieder zurück zum Malerwegabschnitt Nummer acht nahe ‚Onkel Pauls Ruhe' aus eigener Kraft bewältigen muss, mache ich mir jetzt nicht mehr viele Sorgen; die Züge fahren ja schließlich halbstündlich, morgen ist die Etappe eher kurz und es ist noch nicht mal klar, ob das Wetter morgen früh schon wieder in Ordnung ist oder ob ich lieber warten sollte, bis die Regenfront ganz vorbei ist. Der Tag wird es zeigen. Der Regen wird stärker.

Der 8. Tag
Von Weißig bis zum Canaletto-Haus in Pirna

> *Wer es bis hierher geschafft hat, dem würde die Strecke heute nicht mehr viel ausmachen. Mit An- und Abmarsch gut 15 Kilometer, 550 Meter hoch (200 davon wegen Anmarsch), relativ leicht bis mäßig schwierige Strecke, einzuplanen seien etwa fünf Stunden.*

Am Morgen bevor es noch mal losgeht:
Philosophische Aspekte vor dem letzten Aufbruch

Kann Wandern sowas wie Meditation sein? Es gibt zwar im Zen-Buddhismus die sogenannte ‚Geh-Meditation', aber ist das nicht was anderes? Fragen wir uns noch mal kurz, was Meditation bedeutet: es geht darum, die Gedanken, beziehungsweise das Denken abzuschalten. ‚Denken' geht gemäß buddhistischem Verständnis den Gefühlen voraus. Das heißt, Gedanken sind die Grundlage für unsere Gefühlsempfindungen. Deshalb sollte unser Ziel darin bestehen, ‚Herr unserer Gedanken' zu sein und nicht das ‚Opfer unseres Denkens'.

Wir im Westen, beziehungsweise die Psychologen, sehen das allerdings anders rum. Wir gehen davon aus, dass am Anfang die Gefühle stehen; und aufgrund der Wahrnehmung eines Gefühls würden wir uns dann Gedanken machen. Aber ich habe es selbst ausprobiert, erst ist da in der Regel wirklich ein Gedanke (in der Bibel steht übrigens: ‚am Anfang war das Wort'), nur wir registrieren diesen Gedanken in der überwiegenden Zahl der Fälle nicht.

Wir registrieren aber, wenn wir mit einem Gefühl reagieren, wenn wir eine Emotion spüren. Deshalb hier noch mal in aller Deutlichkeit: auch wenn wir mit unserem Bewusstsein den Gedanken nicht wahrgenommen haben, unser Unterbewusstsein nimmt alles wahr – jeden Gedanken. Und wenn der Gedanke bedeutsam genug ist, dann bildet sich in uns ein spürbares Gefühl zu dem Gedanken. Hier ein praktisches Beispiel: man sieht dunkle Wolken und hört Gewittergrollen in der Ferne. Rasch spürt man eine aufsteigende Sorge, vielleicht Angst, manchmal sogar Panik. Und dann beginnt man, schneller zu gehen. Den Gedanken, den man zuvor hatte, hatte man nicht bemerkt. Und dieser Gedanke kann gewesen sein: Es kommt bestimmt gleich ein Unwetter und ich bin hier schutzlos, oder: Wenn es regnet, dann wird der Weg immer unbegehbarer, oder: Wenn ich jetzt nass werde, dann bin ich bestimmt morgen krank.

Diese blitzschnell ablaufende Reihenfolge des innerlichen Mechanismusses nehmen wir also meistens nicht wahr. Wir nehmen aber wahr, wenn wir ein starkes Gefühl spüren und natürlich denken wir dann gleich über das Gefühl nach, und darüber, was das Gefühl in uns auslöst. Leider oft auch negative Denkweisen und persönliche Selbstabwertungen; zum Beispiel gemäß dem Motto: *„Ich bin nicht gut genug",* oder auch *„Na, wenn das man gut geht!".*

Zurück zur Realität und warum es Sinn machen kann, nur an einem Ort zu sein: man hat einen Laptop auf seinem Zimmer, mit dem man auch Mails empfangen oder verschicken kann – ich weiß, der Trend geht momentan immer mehr zum Smartphone und zu WhatsApp, aber ich kenne noch viele (Betonung wohl auf ‚noch') Menschen, die sich bis jetzt erfolgreich dagegen gewehrt haben, und eben ausschließlich per Mail über die Distanz kommunizieren. Und so möchte ich hier einen kurzen Auszug davon vom heutigen Morgen als Vor- und Rückschau einfügen:

‚Hallo Eckart,
das ist ja eine tolle Aufnahme. Eine ganz fantastische Landschaft! Das könnte ich jetzt auch gebrauchen.
Viele Grüße!
Christian
PS: Was macht denn Dein Fuß?!'
(....)
‚Guten Morgen Christian,
heute ist mein letzter Etappentag, der Fuß hat gut durchgehalten, ein Zustand, den ich nicht erwarten konnte. Denn noch vor einer Woche war die Frage, ob ich überhaupt eine einzige (die erste und leichteste) mit dem Fuß durchhalten würde. Es liegt wohl an den Wanderschuhen, von denen jeder Fachmann sagen würde, die seien zu klein, stimmt auch wohl. Aber dadurch, dass sie zu eng sind, stabilisieren sie den Fuß. Abgesehen von dem Fuß hatte ich aber andere körperliche Anpassungsprobleme, mal tat hier was weh, mal machte ich mir da irgendwelche Sorgen. Aber jetzt fällt auch der Rest an Spannung ab, den ich zu Beginn der anderen Tage immer noch verspürte, wie ich wohl rechtzeitig zu den Verkehrsmitteln hinkomme, wie das Wetter wird und wie ich am Etappenziel wieder zurückkomme. Heute ist das Wetter gut, die Strecke kurz, der Körper hat sich an die Belastungen, man könnte auch sagen 'Strapazen' gewöhnt und ich benötige lediglich die S-Bahn Richtung Pirna-Dresden, und die fährt Tag für Tag jede halbe Stunde, und auch die Personenfähre, die mich über die Elbe zum Bahnhof fährt so, dass das passt. Also immer um 25 Minuten nach der vollen Stunde und 5 Minuten vor der nächsten vollen Stunde. Ich habe durchgeschlafen, was auch nicht immer normal war und beim Frühstücken kann ich mir Zeit lassen, obwohl .. warum eigentlich, ich esse ja sowieso nicht viel, da ich mir im Ver-

laufe dieser Tage ja vorgenommen habe, nur zu Essen, wenn ich wirklich Hunger habe und nur so viel, bis ich satt bin. Wenn ich stattdessen andere Leute beobachte, wie sie sich die Teller vollpacken und noch mal Nachschlag holen und so weiter, nur weil ja bei einem Buffet der Preis schon bereits bezahlt ist, egal wie viel sie essen und sie das sozusagen ausnutzen wollen, und sich dann hinterher ärgern, weil sie sich so vollgestopft fühlen, dann muss ich heute schmunzeln oder gedanklich mit dem Kopf schütteln - mit dem Kopf schütteln wegen der Leute, aber auch über mich, weil ich das ja schließlich auch so gemacht habe. 7:10 - die letzten Tage immer die Zeit zum Aufstehen, aber mal schauen, wie ich das heute Morgen mache, ich spüre einfach mal rein, was mein Körper mir sagt, wonach mir ist.
Schöne Grüße von Eckart'

Eben beim Fertigmachen trifft mich ein bedeutsamer Gedanke: ich habe ja seit Tagen vergessen, meine Tabletten gegen den hohen Blutdruck zu nehmen. Soll ich mir jetzt Sorgen machen oder ist das ein Wink mit dem Zaunpfahl, dass es auch ohne geht, man muss sich nur richtig verhalten? Ich hatte keinerlei nachteilige Nebenwirkungen verspürt.

Was ansonsten die körperliche Verfassung anbetrifft: ich glaube, jeder hat während einer solchen Tour Schmerzen. Das sollte ganz normal sein, da die Belastungen auch schon nicht so ganz ‚ohne' sind. Mal tut hier und mal da was weh. Aber im Gegensatz zu vielen anderen Menschen, die nur zu Hause sitzen und klagen, raffen sich manche, so wie ich, auf und bewältigen die ‚Strapazen' – auch wenn man seinen Körper spürt. Wie viele andere gehen erst gar nicht los, also können sie auch keine Schmerzen

spüren. Oder aber doch! Ich kenne auch viele jüngere Menschen, die schon Schmerzen haben, obwohl sie den Körper gar nicht großartig belastet haben. Ich für meinen Teil kenne weitestgehend meinen Körper: rechte Hüfte, linker Fuß und die Knie; mal das eine an einer Stelle, mal das andere an anderer Stelle. Fuß nicht zu vergessen.
Und na klar: man denkt auch hier immer mal wieder an was anderes, an zu Hause, an das Morgen und so weiter. Aber dann hilft der Quergedanke zu Eckhart Tolle: *„Hier und Jetzt – Kraft aus der Gegenwart".* Also bleib hier mit deinem Fokus, was morgen ist, wird morgen angegangen, auch die Rückfahrt. Freu dich auf diesen Tag und nimm in dir auf, was er dir bringt. In diesem Sinne: Frühstück. (Apropos: gestern um diese Zeit – 7:43 – war ich schon unterwegs per Fahrrad in Richtung Fähre; Abfahrt 7:55 rüber zum Bahnhof und weiter per Bus und der fuhr 8:10.)
Beim Frühstück kommt mir ein Gedanke in den Sinn, der mir zweimal die Augen feucht werden ließ: Ich wollte das Ehepaar, das auch den Malerweg macht, warnen, dass auf deren bevorstehender siebter Etappe etliche Markierungen fehlen würden, was ich ja gestern leidvoll erlebte; und die anderen auch. Aber sie meinten, sie würden die Etappen durcheinander machen und hätten die siebte schon hinter sich, allerdings auch mit dem Resultat, einen Teil auf falscher Strecke unterwegs gewesen zu sein.
Heute würden sie noch mal die dritte Etappe machen wollen. Warum gerade die dritte, erschließt sich mir nicht, aber mir kam eine andere Idee: warum nicht tatsächlich noch mal was dranhängen. Und als ich dann dachte, auf dem Rückweg in Pirna nach mal abzuzweigen in Richtung Liebethaler Grund, und zumindest noch mal zwei oder drei Kilometer auf der ersten Etappe zu wandern, da (...) wie gesagt, da wurden meine Augen feucht. Abschied, Ende,

Anfang – funktioniert so das Leben? Es endet nie etwas, und so kann der Anfang auch schon mal das Ende sein.
Ich denke, gegen Ende kommt sicherlich bei dem ein oder anderen auch der Gedanke auf, man sei schon so ein wenig was Besonderes. Die anderen, die hier frühstücken, die sind ja nur wenige Tage oder nur einen Tag da, machen die ein oder andere Tour, aber wir – die wir die ganzen Etappen hinter uns bringen – wir fühlen uns dann schon als etwas Besonderes. Darf man ja wohl auch. Nicht nur wegen der Leistungen, die man hinter sich gebracht hat, sondern auch, oder besonders wegen der Eindrücke, die man in sich auf- und dann mitgenommen hat.
Man gehört jetzt irgendwie in den Zirkel derjenigen, die es gemacht haben. Man fühlt sich als Teil einer Gemeinschaft, die es konkret gar nicht gibt, vielleicht sollte man das eine ‚ideelle Gemeinschaft' nennen, eine Gemeinschaft, die verbunden ist durch Erfahrungen, wobei man die anderen gar nicht kennt. Höchstens nur dann, wenn mal das Gespräch zufälligerweise darauf kommt; darauf kommt, dass man den Malerweg durchwandert hat und dann entsteht sofort eine Nähe: *„Was, du hast auch den Malerweg gemacht? Ich auch. Wann war das denn? Wie war das denn bei dir ...?"*
Zumindest geht die Erfahrung nie wieder aus den Köpfen raus, und auch, wenn es einem im Alltag mal wieder schlechter gehen sollte, kann man sich die Erlebnisse zurückrufen und aus den Erinnerungen Kraft schöpfen; Kraft, die wir ja alle brauchen. Aber nun erst mal los. Und doch, irgendwie will ich gar nicht so recht aufbrechen, denn wenn ich erst mal losgegangen bin, dann komme ich dem Ende ja schließlich immer näher – aber es würde ja wirklich noch die Möglichkeit bestehen, morgen noch mal zum Start der ersten Etappe zu fahren, das berührt mich jetzt.

Das zeigt: zuerst kommt der Gedanke und dann die Emotion.

Unterwegs sein – Empfindungen und Eindrücke ‚ungefiltert'
9:10, ich sitze schon eine Weile auf der Fähre und warte, dass es rüber geht zum Bahnhof. Tja, gestern um diese Uhrzeit, da war ich schon beim Queckenborn. Und vorgestern? Fast schon zu lange her, um sich noch zu erinnern, ach ja: der Felsen, wo Caspar David Friedrich sein Gemälde malte. Und davor – ich warte immer noch auf die Abfahrt, schön, wenn man keinen Zeitdruck hat. Also davor? Fünfte Etappe, Start war in (...)? Ach ja, bei der Buschmühle. Anfahrt mit dem Bus - Wanderweg links oberhalb der Kirnitzsch und dann nach einer Stunde, Abstieg, abbiegen, rechts der Kirnitzsch wieder steil hoch.
Das Gewitter hat über Nacht alles abkühlen lassen, kann mir nur recht sein, wenn es nachher ab Rathen die 150 Höhenmeter bis Weißig wieder hochgeht.
Ich entwickle eine neue Idee, hab ja nichts zu tun, als zu warten: noch mal hier wandern, aber nur noch Wege, die so weit es geht weg sind von Ortschaften. Man muss sich halt immer neue Ziele stecken und dabei auch noch drauf achten, was einem wichtig ist und warum.
Erstaunlich, die Schaufelraddampfer sind hier immer so gut wie ausgebucht. Heute ist mal eine Frau die Kapitänin, und eine andere Frau, die auch immer von hier aus wandert, sitzt auch mit mir auf der Fähre. Abfahrt 9:25 - das hat sich jetzt eingeprägt, sechs Minuten Überfahrt. Die Wolken steigen, ein sonniger Tag erwartet mich. Welche Gefühlsempfindungen bis zur Ankunft in Pirna kommen wohl heute noch?
So ein Smartphone ist doch schon eine schöne Sache, man kann einige Gedanken zwischendurch schnell mal

reintippen. Auch zum Beispiel, wie ich jetzt hier am Bahnhof ganz gelassen bleiben kann, während Dutzende Menschen hier umherlaufen wie auf gescheuchte Hühner. Ich hingegen sehe mich inzwischen als ‚alten Hasen' – kann die nervösen Leute aber zum Teil auch verstehen. Vielleicht ginge es mir genauso, wenn ich mich hier nicht auskennen würde und an der Auskunft des Fahrkartenschalters eine Schlange mit zwölf Leuten vor mir stünde und ich es eilig hätte. Wie schön, dass für mich hier heute Morgen alles so (neudeutsch) ‚cool' abgeht. Die Lok zieht wie immer pünktlich an, eine Station und schon sind wir in Königstein, *„Ausstieg rechts."*

Noch eine Station, dann wird wieder die Quälerei hoch nach Weißig beginnen. Ach, schau mal, da oben über dem Tal sehe ich das Mausoleum, an dem ich gestern dran vorbei kam.

Rathen Bahnhof, viele Menschen treibt es hierher, Parkplätze, mehr Betrieb als woanders – es ist hier der nahegelegenste Ort bis zur Bastei, sollte man sich wirklich Mal gegönnt haben, habe ich aber schon durch. Dort oben war ich am zweiten Tag, dem Tag, als der Regen kam. Und die Elbe fließt wie eh und je.

Ich freue mich noch ein letztes Mal auf mein Paradies. Ich vergleiche mich mit gestern, wie kaputt war ich hier an dieser Stelle und wie guten Mutes bin ich hier heute Vormittag. Ich bedaure die Pkw-Fahrer. Es ist zwar keine Karawane, aber da die Straßen hier schmal und gewunden sind, staut es sich schon bei kleineren Problemen. Insbesondere, da die Autos in den letzten Jahrzehnten immer voluminöser geworden sind.

Einige hundert Meter geht es entlang der Zufahrtstraße. Mir fällt zwischendurch auf, mir tut irgendwie gar nichts weh. Ist doch sehr erfreulich. Aber die Autos, die sind so breit! Falls mal ein Marschmensch überraschend in Deutschland landen würde und würde die Autos sehen, dann würde er vermutlich denken, Deutschland würde nur aus Bergen, Schotterstraßen und aus Großfamilien bestehen, angesichts der vielen Geländefahrzeuge und SUV's. Tja, so kann man sich täuschen. Einige Male muss ich regelrecht zur Seite treten, damit mich die Autospiegel nicht streifen, aber dann biege ich ab in Richtung eines gepflasterten Privatweges, quer durch romantische Wiesen; der Weg ist für den Verkehr verboten.

Gestern kam ich hier runter und musste immer wieder regelrecht abbremsen, heute hier berghoch! Es ist zum Teil so steil, dass ich gegen die Schräge ‚ankreuzen' muss, von links rüber nach rechts und dann wieder nach links, wie ein Segler, der Wind von vorn hat. Aber heute bin ich so drauf, dass ich sogar das genieße und bald bin ich ja auch schon oben. Ach, ich erinnere mich! Da rechts hinter der Naturwiese - das Bio-Hotel, wunderbare Lage, sieht aber ein wenig leer auf dem Parkplatz davor aus, ist Bio schon bald nicht mehr ‚in'?

10:30 – dreißig Minuten für knapp zwei Kilometer, die Hälfte davon sehr steil hoch, ganz gute Leistung. Sollte ich stolz sein? Wenn man sich in Ruhe draußen durch die Natur bewegt, dann sieht man Dinge, die man im Alltag nie bemerken würde, auch nicht die fressenden Schnecken – oder was machen die beiden da gerade?

So, ich bin wieder auf dem Malerweg angelangt. Im Zentrum von Weißig war ich ausgestiegen, wenn man bei diesem Nest überhaupt von ‚Zentrum' sprechen kann, es war eher nur eine bedeutsame Abbiegung in einer Kurve, und jetzt steige ich wieder ein. *„Ach, wie vertraut ist mir hier doch alles."* Und das, obwohl ich gestern hier nur einmal vorbei gegangen bin, aber wie gesagt: beim Wandern prägt

sich alles viel mehr ein. Die Eindrücke sind so intensiv, berauschend. Leider merken das viel zu wenige Menschen in ihrer Sucht nach Profit und dem Druck, ihren Status Quo aufrecht zu erhalten. Ach, und schau, da das gelbe alte und geschmackvoll restaurierte Haus, vollkommen umrankt von weißen und rosafarbenen Kletterblumen.
Gemütlich über einen breiten Schotterweg, andere Wanderer sind auch unterwegs und da lacht mir auch schon der Rauenstein im sonnigen Licht entgegen mit seinen schroffen grauen Felspartien. Als ich das erste Mal in der Sächsischen Schweiz war, hatte ich mir nicht vorstellen können, dass man derartige Anhöhen besteigen kann, es sei denn, mit Kletterausrüstung. Inzwischen weiß ich, dass jeder dieser markanten Unikate für die Wanderer erschlossen wurde – wann mag das wohl gewesen sein?
Schon wieder Stufen, der Rauenstein, na ja, nur etwa 360 Stufen, lächerlich, da bin ich ganz anderes gewöhnt. Es sind von der umgebenden flachen Landschaft bis oben nur 80 Höhenmeter. Ich glaube, der Abschiedsschmerz führt dazu, dass ich beginne, alles zu lieben; auch die Treppen, die Absätze, die Holzstufen, die Steine – ich sehe jetzt sogar eine gewisse Ästhetik in den Treppen. Vielleicht würde ich mir später mal davon ein Poster für den Flur anfertigen lassen.
„Keene Himbeerlimo", Na gut dann eben *„Eene Zitronenbrause vom Fass für 1,50".* Austrinken und weiter, noch keine Zeit für's Rasten. Mir war die große Gruppe von vermutlich bergsteigenden Feuerwehrmännern zu laut geworden und außerdem müsste ich ja auch noch auf den Aussichtspunkt hoch. *„Wie hält man so was nur fest? Optisch?"* Da fällt mir erstmalig ein, dass das neue Smartphone ja auch eine Video-Funktion besitzt, hätte dies viel-

leicht schon mal früher versuchen sollen, denn zu Hause wurde dieser Panorama-Schwenk später zum ‚Renner'.

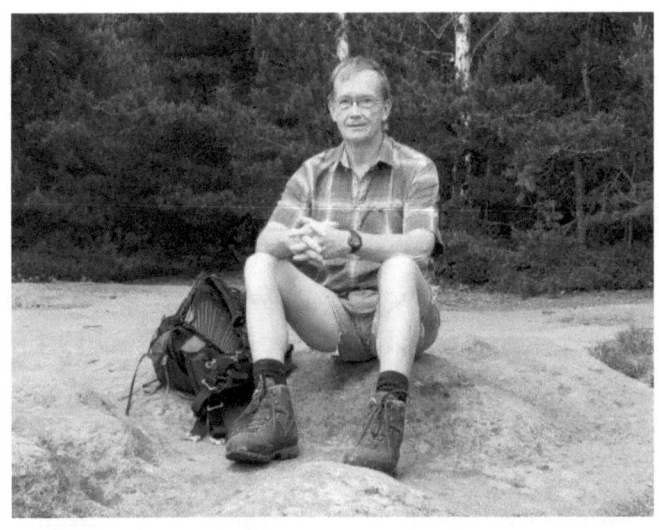

Ich habe schon etliche Gratwege in den letzten Tagen erlebt, aber der hier ‚toppt' alles bisherig Gewesene. Was ist das für eine irre lange Kletterführung? Immer wieder denkt man, jetzt müsse es doch wohl wieder runter gehen, und dann kommt noch ein Zacken, noch eine Leiter, noch eine Querung, noch eine Gesteinsformation, der Rauenstein nimmt gar kein Ende – allerdings heute auch nicht der Gegenverkehr. Toll, Wahnsinnseindrücke. Wieder so ein unglaublicher Kippelstein, noch eine Eisenleiter, einmal hoch, den gelben Balken suchen, und wieder runter, ein flaches Felsstück überqueren, (...) hatte ja schon oft genug gemerkt, dass man hier beim Wandern kaum Zeit hat, um seine Gedanken abschweifen zu lassen - Tunnelblick. Und unglaublich, wie ausgetreten hier manche Fußtritte im Sandstein sind – wie viele Generationen von Menschen müssen hier schon rüber gestiegen sein und sich dabei erfreut haben – noch mal so richtig die ‚Seele baumeln lassen'.

Aufgeschnappter Satz eines Entgegenkommenden: *„Louis Trenker hat immer gesagt, der Berg ruft, ich kenne das so ähnlich, das Bier ruft";* sollte wohl witzig klingen. Aber hatte er nur damit seine Neigung zum Alkohol verharmlosen wollen? War er womöglich Alkoholiker? Abgehakt, nicht unnötige Gedanken verschwenden, wichtiger ist es, wieder heile runterzukommen.

Ich muss sagen, hier findet man im Gegensatz zur Stadtbevölkerung scheinbar nur gesunde und schlanke Menschen und vor allem rüstige Rentnerinnen und Rentner. Das Revier hier ist nichts für Adipöse, Weicheier und Gepiercte – klingt vielleicht ein wenig hart, ist aber so.

„Theresa May will Minderheitsregierung in England, Jauch war in Dresden" – mir fallen gerade die auffälligsten Überschriften von heute Morgen am Bahnhofskiosk wieder ein – wer macht eigentlich die Gedanken? Und warum denke ich gerade das, was ich gerade denke, denke ich gerade? (...)

Vogelgezwitscher, Malerweg Schild, ein Wald voller Baumriesen, Gerüche, gelber horizontaler Balken als Wegmarkierung. Es wird flacher – angenehmer als die Kraxelei über den Felsenweg – die Leichtigkeit ist wieder da,

Schön still, aber zwischendurch kommt mir eine gefühlte Invasion von Menschen entgegen, gewöhnungsbedürftig nach der Einsamkeit der zurückliegenden Stunden. Ach Samstag, gibt's da vorn vielleicht einen Parkplatz?

Kirchenglocken schallen durch den Wald, komisch, hier draußen und am Samstag? Ich dachte immer, die Leute hier hätten mit Kirche kaum noch was zu tun. Ein kurzer ketzerisch-ironischer Gedanke, vielleicht müsste sich die Kirche wieder viel mehr um den realen Alltag der hiesigen Bevölkerung und deren Sorgen kümmern, anstatt um Gelder, Macht und Politik.

Ich werde überholt, habe die schnell herannahenden Schritte schon einige Minuten vorher gehört. Zwei sehr sportlich aussehende etwa 16-jährige Jungs, so würde ich mir die deutsche Jugend wünschen, oder darf man das

schon nicht mehr sagen, bin ich mit so einer Denkweise vielleicht schon ein Nazi?
Ich erreiche den kleinen Ort Pötzscha unten im Tal und bin mehrfach fasziniert von den schönen gepflegten Steingärten vor den Häusern. Wie viel Mühe sich die Menschen hier geben! Der Kontrast zur natürlichen Umwelt, in der das Grün überwiegt und jetzt die farbenfrohen Gärten – das ist noch mal extra Balsam für die Seele. Und wie gehabt, nach runter geht es wieder hoch. Aber das macht mir inzwischen nichts mehr aus, fast möchte ich sagen, *„Ich liebe diese heilsame Anstrengung berghoch."*
Kurzer Blick nach hinten: Pötzscha Bahnhof, daneben die Gaststätte „An der Schranke" und gegenüber liegt die Stadt Wehlen. *„Mensch, hier war ich doch vor fast einer Woche."* Kinder, wie die Zeit vergeht; kommt mir fast vor wie aus einer anderen Welt, wahrscheinlich, weil ich die Zwischenzeit so intensiv erlebt habe. Andersrum - zu Hause, da vergeht eine Woche und man wundert sich, wie schnell schon wieder Montag ist. Wo ist dort die Zeit geblieben. ‚Zeit?' – aber dazu hatte ich mir ja schon meine Gedanken gemacht. Dennoch wird mir hier auch noch mal klar: man weiß nie, wie viel Lebenszeit man noch hat; deshalb sollte man eigentlich jede Stunde, jeden Tag so bewusst und intensiv wie möglich gestalten und nutzen; denn *„jedem Anfang wohnt ein Ende inne."*
Weiter berghoch auf einem Trampelpfad, das hohe Gras zu beiden Seiten streichelt meine Waden. Mit den sieben Tagen Training in den Beinen fällt es nicht mehr so schwer. Bin immer noch bei dem Gedanken, ob meine Denkweise bezüglich Jugend und Gesundheit etwas Reaktionäres hat. Scheinbar ist man inzwischen durch die ganzen politischen Entwicklungen und Diskussionen was man darf und was nicht derart sensibilisiert und irritiert bezüg-

lich der ‚political correctness', dass man sich das Normale oft kaum noch zu denken traut. Aber eigentlich wollte ich ja sowieso nicht denken, also zurück zum Wandern, Achtsamkeit auf den Weg, Achtsamkeit auf die Berührungen durch das Gras, Achtsamkeit auf die ‚Töne der Natur'.
Ich versuche, meinen Kopf frei zu behalten, aber Langwanderungen haben augenscheinlich viel mit dem Kopf zu tun. Wobei man statt ‚Kopf' wohl eher ‚Mentalität' oder ‚Charakter' sagen sollte. Mancher Mensch wäre schon nach zehn Minuten genervt, wenn er einen Berg hochwandern sollte. Aber solche Leute sind auch genervt, wenn ein Autofahrer vor ihnen langsam fahren würde. So eine Tour wie diese ließe sich vielleicht mit Marathonläufen vergleichen; da entscheidet oft auch der Kopf, gerade bei stundenlangen Trainingseinheiten. Und ‚Doping'? Spielt das bei den Keniaten vielleicht doch eine größere Rolle, als man dies bisher unterstellt hatte? Was laufen die Afrikaner für unglaubliche Fabelzeiten auf die 42 Kilometer, die meisten von uns hätten Schwierigkeiten, das Tempo mit dem Fahrrad mitzuhalten. Aber inzwischen wird wohl auch wirklich gegen sie ermittelt.
Pause um 13 Uhr nach drei Stunden. Rast an einem Bächlein, als Bank ein querliegender Baumstamm. Zur Abwechslung tut mir heute bergrunter das linke Knie weh, die letzten Tage war es höchstens mal das rechte, welches hin und wieder schmerzte. Und kann das sein? Mein linker kleiner Zeh scheuert, kommt da am letzten Tag noch eine Blase? Hätte ich die Socken vielleicht doch mal zwischendurch waschen sollen? Sind sie vom Schweiß vielleicht zu rau? Aber diese Endphase werde ich sicherlich auch noch überstehen, das weiß ich mit Bestimmtheit.
Der heutige Tag erscheint mir besonders intensiv, was habe ich bisher schon alles erlebt? Mittagessen: knabbern an

dem trockenen Brötchen, köstlich, was braucht man mehr? Und natürlich einige Schlucke Wasser aus meiner Flasche, und nach zehn Minuten geht's schon weiter, immerhin - es würden noch zwei Stunden bis Pirna sein.

Schade, dass man die Strecke ab Naundorf so hat verkommen lassen, umgestürzte Bäume und viele wässerige Matschstellen, schwierig, aber auch interessant, man muss halt auch hier steil oberhalb der Elbe wieder alle seine Sinne auf den Weg lenken (...) Gerade gestern hatte ich noch drüber nachgedacht, es hätte vielleicht auch seinen Reiz, die Tour im Regen zu machen, aber dieser Abschnitt – der wäre dann wohl unpassierbar, müsste man halt oberhalb auf dem Lottersteig gehen.

Bis auf einige schwierige und matschige Passagen ist aber auch dieser Weg einfach toll, schön wild. Und im Gegensatz zu den Passagen am Rauenstein, wo mir regelrecht Massen entgegen kamen - hier sehe ich seit anderthalb Stunden überhaupt keine Menschenseele.

Und überhaupt, mir fällt jetzt erst auf, wie still, wie leise diese Etappe als solche insgesamt ist, man hört überhaupt keine Autos weit und breit, toll, tote Ecke. Der Verkehr lässt diesen Bogen der Elbe stiefmütterlich liegen, mir sagt das sehr zu. Und dann kommen mir Lieder aus früheren Zeiten in den Sinn – vieles spielte sich scheinbar früher schon in meiner Kindheit bei mir mit los-ziehen und wandern ab:

 Wozu ist die Straße da zum marschieren (...)
 Das Wandern Ist des Müllers Lust (...)
 Muss i' denn, muss i' denn zum Städele hinaus (...)

15 Uhr, nach fünf Stunden Wandern und sieben Stunden nach dem Frühstück darf man schon mal Hunger bekommen auf den zweiten Teil von meinem trockenen Brötchen

und den Rest vom Wasser. Bin unterwegs unten an der Elbe. Obervogelsang, den ganzen Tag ohne Autolärm. Und wie viele Leute hier auf dem linksseitig verlaufenden Elberadweg unterwegs sind – es erinnert mich fast an eine Fahrräderautobahn.

Jetzt brechen die letzten 20 Minuten der Tour an. Ich kenne den Abschnitt vom letzten Jahr. Und auch hier geht es mir wie schon an anderen Tagen, es ist schön, auch mal bekanntes Terrain zu durchwandern. Nach den eintönigen drei Kilometern in der sehr heißen Sonne entlang der Elbe neben dem Elberadweg - jetzt gleich noch mal Natur wie ich sie über die Dutzenden von Kilometern lieben gelernt habe.

Die Strecke biegt letztmals ab und führt mich wieder steil hoch durch Buchenwald. Felsblöcke und steile Wände, überwuchert mit Moos und Farnen säumen das Finale meiner Wanderung – herrlich, dieser kühlende Waldbestand. Noch mal genießen, bald ist es vorbei. Das Rascheln von trockenem Laub, wenn ich drauftrete. Mein Dank geht an meine hohen Schuhe, nie umgeknickt.

Ein zehnjähriger Junge wünscht mir nahe Pirna freundlich ‚Guten Tag', richtiggehend ergreifend – derart liebenswert. Die letzten Minuten werde ich immer langsamer, ich will die Eindrücke festhalten, mich nicht lösen, obwohl, man muss loslassen!!

Hier spüre ich noch mal wirklich hautnah, was es heißt, alles hat mal ein Ende. Aber neben dem Wehmut gibt es ja noch ein Fünkchen Freude – inzwischen ist für mich ganz klar, dass ich erst Morgen richtig Abschied nehmen werde. Warum schon Morgen so früh nach Hause fahren? Ich will mir noch eine weitere Verabschiedung gönnen, nachspüren, wie sich die erste Etappe nach einer Woche anfühlt. Das macht mir die Seele im Moment leichter.

Und dann passiert etwas, was wirklich schon doppeldeutig symbolischen Charakter hat. Auf der einen Seite bin ich es, der kein Ende haben möchte, und auf der anderen Seite ist es die Strecke selbst, die ein Ende verhindert. Denn plötzlich stehe ich vor einem Bauzaun, Weg gesperrt. *„Am Ende findet man das Ende nicht!"* Wegen Bauarbeiten ist der Weg unterhalb des Schlosses gesperrt. Ich überlege, was zu tun ist. In Richtung Schloss könnte ich abbiegen. Dann irre ich durch den Innenhof des Schlosses Sonnenstein, dann durch den Garten; sehe nur hohe Zäune um mich rum. Das gibt's doch wohl gar nicht.
Irgendwo hinter einem Biergarten treffe ich dann doch auf eine Treppe, unten sollte mich das Pirnaer Sommerfest empfangen. Aber es wird noch mal symbolischen lustiger. Ich möchte gern zumindest noch mal auf dem Malerweg nach Pirna reingehen und das offizielle Ende der Tour feiern. Also suche ich kreuz und quer nach Hinweisschildern. Endlich sehe ich wieder ein ‚M' und einen Pfeil nach links. *„Na, jetzt kann wohl nichts mehr schiefgehen."* Und doch geht was schief. Ich folge diesem Schild, biege nach einer Treppenpassage rechts ab, suche den nächsten Hinweis, dort noch mal rechts (...) Nach einem Kilometer beginne ich ein wenig unsicher zu werden. Dann, nach einer Auskunft durch Einheimische bin ich schlauer: ich war tatsächlich wieder auf dem Malerweg, hatte mich jetzt allerdings aufgrund des Schilderwirrwarrs vertan und begonnen, den Malerweg in umgekehrter Richtung wieder loszugehen!
Am Ende finde ich das Ende nicht ...! Na, wenn das nicht etwas zu bedeuten hat – aber dann muss ich mich doch lösen, es wird jetzt auch wirklich Zeit. Und Pirna ist wirklich ein nettes Städtchen, ich sehe keine dumpf grölenden Neonazis, wie man dies aus den Medien kennt. Scheinbar zeigen die Sender recht selten die netten Seiten des Os-

tens. „*Hat das vielleicht System?*" Egal, nicht so viel nachdenken! Und sollte man nicht das Denken den Pferden überlassen, die würden doch einen viel größeren Kopf haben (...)

Ich gönne mir einen Sekt zum Abschluss. 16:30 - Altstadt Pirna; unglaublich, neben mir sitzt das blonde Mädchen, allerdings ohne Hund und trinkt einen Kaffee. Wie lange ist das her, mit ihr und ihrer Freundin hatte ich auf der dritten und vierten Tour gesprochen und am Ende der fünften Etappe hatte ich die beiden in Schmilka an mir vorbeigehen sehen, als ich auf den Bus gewartet hatte. Und jetzt vier Etappen und 75 km später sitzt sie neben mir. Die Freundin wäre noch unterwegs, meint sie. Aus der Antwort werde ich nicht schlau, aber es macht auch keinen Sinn, neugierig zu sein und nachzufragen.

17:30 – ich empfinde die Situation als real irreal, ich sitze in Pirna am ZOB, wo ich vor sieben und vor fünf Tagen jeweils schon mal gewesen war, bin ich jetzt wieder hier. Komisch, aber im Moment fühlt sich alles irgendwie komisch an. Ach, könnte ich doch morgen weitermachen. Na auf jeden Fall werde ich während des Rückweges noch mal an der ersten Etappe Halt machen. Das verringert für's Erste den Wehmut. Oder hieße das: ‚die Wehmut'? Das Gefühl bleibt das gleiche.

Nach der Etappe: Am Ende findet man das Ende nicht

„*Es ist vollbracht*", um mit einem ähnlichen Satz die Gefühlslage nach Ende der achten Etappe kurz und bündig zu umreißen, wie er uns von Jesus am Kreuz überliefert ist. Würde zu gern wissen, wie es anderen ergeht oder erging. Zumindest war das blonde Mädchen, das mit ihrer Freundin und dem Hund parallel zu mir unterwegs war und wo ich die beiden etliche Male getroffen und gesprochen hatte, auch nicht wahnsinnig euphorisch, als ich sie auf dem Marktplatz in dem Cafe neben mir vor dem Rathaus sitzen sah. Und vor allem, sie war überhaupt nicht auf Smalltalk eingestellt.

Das Ende der Tour, das ja auch der Anfang hätte sein können, hätte man sich für die andere Richtung entschieden mit Start in Pirna und Ziel am Liebethaler Grund, verlief auf jeden Fall, na sagen wir mal, , etwa doppeldeutig holprig'. Es hatte in mehrfacher Hinsicht etwas ‚Symbolisches'. Nicht nur, dass ein Teil des letzten Kilometers einfach durch einen Bauzaun wegen Bauarbeiten am Schloss abgesperrt war und es nirgendwo einen Hinweis bezüglich eines Umweges oder einer Fortsetzung zu finden gab, nicht nur, dass die Ausschilderung in der Stadt dann auch, na sagen wir mal, gewöhnungsbedürftig war, so dass ich mich zwischendurch schon wieder auf dem Rückweg in Richtung Weißig befand, bevor mich ein einheimisches Ehepaar aufklärte, nein, es war auch irgendwie so etwas wie: man kommt ins Ziel und keiner jubelt.

Aber immerhin zeigte die Bedienung sehr viel Interesse an meiner zurückliegenden Unternehmung, ein Umstand, der dann doch sehr gut tat. Und auch die zwei Gläser Sekt (natürlich Rotkäppchen) und die zwei Stücke Eierschecken (Kuchen, den es nur in Sachsen gibt), besänftigten ein wenig meine emotionale Stimmungslage sowie die Leere, die sich gerade nach Erreichen des Ziels einzustellen drohte.

„Aber sollte nicht der Weg das Ziel sein?" So gesehen ist es gar nicht so wesentlich, tatsächlich am Ende des Malerweges angekommen zu sein, sondern die Qualität des Wanderns als solche; das, was man unterwegs erlebte und das, was sich bei einem selbst eingestellt hat – das sollte das Wichtigste sein.

Ansonsten war rückblickend auch diese achte Etappe sehr schön und hatte ihre eigenen Reize; wenngleich sie für mich auch gleich zu Anfang knapp zwei Kilometer Vorspann hatte, da ich ja aus Bad Schandau erst wieder anreisen, und da es keinen Bus von Rathen nach Weißig gab, ich diese steile Passage schon mal hinter mich bringen musste, bevor ich mich wieder auf dem Malerweg einreihen konnte.

Im Nachhinein kann ich bezüglich der Festlegung auf einen einzigen Übernachtungsort in Bad Schandau sagen: für meine Ausgangslage und die sehr kurze Vorbereitungsphase wegen des Verdachts auf Mittelfußbruch im Vorfeld und die Unsicherheit, ob der Fuß den Belastungen der Wanderung überhaupt standhalten würde, war diese Variante die optimalste. Unterwegs traf ich bekanntlich aber auch Wanderer, zumeist Pärchen, die berichteten, dass sie jeweils in der Nähe der entsprechenden Zielorte übernachten würden. Allerdings: manche von ihnen hatten bereits schon vor vier bis acht Wochen mit den Buchungen begonnen, und zwei hatten sich bereits vor einem halben Jahr ihre Unterkünfte gesichert. *„Vor einem halben Jahr, meine Güte, das war ja Weihnachten."* Ich für meinen Teil hatte ja selbst eine Woche vor dem Start noch nicht einmal gewusst, ob ich überhaupt die erste Etappe wegen meiner Fußproblematik hinter mich bringen könnte, und das war erwiesenermaßen noch die mit Abstand leichteste.

Also, noch mal ein kurzes Resümee zu heute: am Anfang stand ziemlich schnell der Rauenstein auf dem Programm, oben mit kurzer Pause, und dann meiner anschließenden Verblüffung, wie lang der Gratweg über die einzelnen Klippen sein würde. Felsenklettereien, Leitern, rauf runter, bestimmt 'ne halbe Stunde. Dass mir dann Unmengen von Menschen beim Abstieg entgegenkommen würden, hätte ich nicht gedacht, zumal ich mir nicht so recht denken konnte, woher sie kamen. Erst hatte ich gedacht, da sei irgendwo ein Parkplatz in der Nähe, aber gesehen hatte ich keinen. *„Alle Achtung!"* – Da waren viele Familien mit Kindern und etliche Ältere dabei; aber, bin ich nicht auch schon einer von den Älteren. Na gut, man kann das schaffen, auch als leicht angeschlagener Geh-Eingeschränkter, halt langsam. Langsam, aber beständig.

Dann ein nettes Örtchen mit den Steingärten, es ging eigentlich unnötig tief runter, um dann schön durch Wiesen wieder raufzugehen und dann folgte ein ziemlich gewöhnungsbedürftiger Teil immer auf einer Höhe oberhalb der Elbe. Schade, etwas verkommen. Sollte ich mich vielleicht mal anbieten, für einen Tag mit meiner Kettensäge herzukommen, um zumindest Durchlässe in die Baumriesen zu sägen, die den Weg immer wieder unwegsam machten? Lust hätte ich schon.

Dann der Abstieg an der sogenannten Königsnase, auch hier eine zerfallene Sitzgelegenheit, die in der Karte noch mit Dach eingezeichnet ist, und dann runter zur Elbe – gute halbe Stunde auf dem Radweg.. Eigentlich ist ja so eine Strecke auf einem Fahrradweg für Wanderer blöd, aber immerhin war auf der Elbe viel los: Schaufelraddampfer, Ausflugsdampfer, Schlauchboot-Rafting, Paddelboote und immer wieder die wunderbare Aussicht.

Gegen Ende wollten es die Routenplaner wohl noch mal wissen, und schickten uns Wanderer auf einen Umweg, der noch mal als Endspurt sozusagen richtig schön hoch führte, da aber das Ende der Tour vor Augen liegt, und man dahinter keine neuen Strapazen mehr haben würde, nimmt man das noch mal gern mit.

Zumindest während der Zeit meiner Wanderung im Juni 2017 war dann ein Teil des Weges unterhalb des Schlosses gesperrt, so dass das Ende einiges an Orientierungstalent verlangte. Ich glaube, wäre ich den Malerweg von Anfang an in entgegengesetzter Richtung gegangen, ich hätte schon zu Anfang eine schwere Krise bekommen. Erst würde man die Schilder in Pirna nicht finden, dann ist der Weg versperrt und dann rennt man an der Elbe auf dem Asphalt entlang.

Aber trotzdem war auch diese Etappe absolut notwendig, und so wie auch jede andere vorher hatte auch diese ihre markanten Reize. Das Ende soll am Canaletto-Haus sein, dem berühmten Maler, welches ich aber auch nicht gefunden habe. Ich war eine Weile in der Altstadt und suchte danach, aber Canaletto hängt auch in der Hamburger Kunsthalle. Vielleicht sollte ich mal wieder nach Hamburg; bestimmt werde ich die Gemälde von Canaletto mit anderen Augen betrachten, die von Caspar David Friedrich sowieso. Und vielleicht sollte ich mich darüber hinaus auch mit den anderen Malern beschäftigen, die hier in der Gegend ebenfalls tätig waren – ja, das wäre wohl eine gute Idee, eine Idee, die eine gewisse Vorfreude erweckt.

Was ist nun mit meiner Bewusstseinsveränderung, mit meinem Selbstfindungsprozess? Habe ich das Prinzip der ‚Muße' schon verinnerlicht oder stehe ich am ‚Beginn der Muße'? Zumindest habe ich gemerkt, wie ich mental immer mehr ‚runtergefahren' habe und es ist mir bewusst geworden, dass man bestimmte Dinge auch einfach mal so stehen lassen kann. Es hat sich ein Maß an Zufriedenheit eingestellt, welches mir vorher nicht zugänglich gewesen war und ich merke, ich kann loslassen, Dinge akzeptieren wie sie sind, kann mich verändern, auch mal nichts sagen – darf einfach ‚da sein'. *„Die Muße kommt mir entgegen und ich nehme sie in Empfang."*

Der 9. Tag – *Liebethaler Grund bis irgendwo* „Die erste und zugleich letzte Etappe"

Bevor es los geht: Am letzten Tag ist alles anders
„Ach, das Leben kann so hart sein." Der Rhythmus ist noch drin, wach werden kurz vor sieben, ein bisschen noch Lesen, dann Duschen, Badezimmer und dann Packen (...) leider nicht wie sonst nur den Rucksack für den heutigen Tag, sondern das gesamte Gepäck für die Rückreise. Und nicht darüber nachdenken, wie weit ich später auf der ersten Etappe noch mal wandern könnte. Die Abschiedsstimmung hat sich schon eingenistet.
Besonders heute gilt es, das auch konkret anzuwenden, was ich mir im Verlaufe meines achttägigen Abenteuers immer wieder vorgenommen und schon oft angewendet habe: Die Achtsamkeit soll immer nur auf dem Hier und Jetzt liegen! Also nicht an später gedacht, sondern Konzentration der Gedanken auf den Moment, und der Moment sagt: aufräumen, die Sachen rausbringen, Frühstücken, bezahlen; die Frage, wie weit ich womöglich nachher noch mal wandern könnte, das wird dann konkret vor Ort entschieden – ich merke auch jetzt wieder, wie unterschwellig und unbewusst unser Denken oft abläuft, wie schnell rutscht der Blick unbemerkt in die Zukunft; nimmt etwas in den Fokus, was jetzt gar nicht angesagt ist. Ich habe es zwar über die letzten intensiven Tage gut beobachten können und die Mechanismen erkannt, und dennoch muss ich aufpassen, immer wieder aufpassen - Stunde für Stunde, Tag für Tag daran arbeiten, dass das nicht ungewollt wieder passiert. *„Wahrscheinlich sollte jeder daran arbeiten, oder?"*

Das Zimmer, mein Zimmer, nach neun Tagen, da ist es jetzt schon zu sowas wie meinem Zuhause geworden. Frühstücken. Je früher ich loskomme, umso mehr Zeit würde ich haben zu Wandern, vielleicht bis dort, wo es steil hochgeht, oder bis zur nächsten Ortschaft, aber nur bis dorthin, wo die Straße anfangen würde, Asphalt, das bräuchte ich heute nicht mehr.
Vor dem Haus höre ich das vertraute Geplätscher der Kirnitzsch, und genau wie jeden Tag kommt gerade wieder die Tram angerollt, all' die Tage derselbe Ablauf – jede halbe Stunde in Richtung Naturschutzpark und Wanderwege. Alles ist in diesem Moment real, zum Anfassen nah, und schon bald unerreichbar weit. Ich setze mich in meinen Wagen, das Fahrrad ist schon verstaut (...)
Was mir so nebenbei durch den Kopf geht, ist die Erinnerung an den ersten Urlaub hier vor zwei Jahren. Wir waren begeistert von der unglaublichen Blütenpracht und der Größe der Rhododendren-Gewächse. Und so hatte dieser Umstand dazu geführt, dass ich mich zu Hause im Garten auch vermehrt um alte und etwas verwaiste eigene Rhododendren zu kümmern begann und mich jedes Mal aufs Neue freue und mich gleichzeitig erinnere an die Zeit hier im Dekora-Haus.
Und was mir jetzt auch noch plötzlich bewusst wird: neun Tage ohne irgendeinen Streit, keine Diskussionen wer Recht hat, kein Zwang zur Einigung, wann man aufbrechen wollen würde und wohin es heute gehen könnte und vieles mehr. Zumindest ist diese Erfahrung mal eine schöne Abwechslung zum Alltag zu Hause.
Ich sitze ein letztes Mal für diesen Urlaub hier draußen vor ‚meiner' Pension am Tisch und achte auf meinen Vorsatz, nur so viel zu essen, wie ich auch wirklich Hunger habe – *„kein Futtern auf Vorrat".* Es ist etwas später als

sonst, die Sonne steht schon weit über dem Berg im Os‑
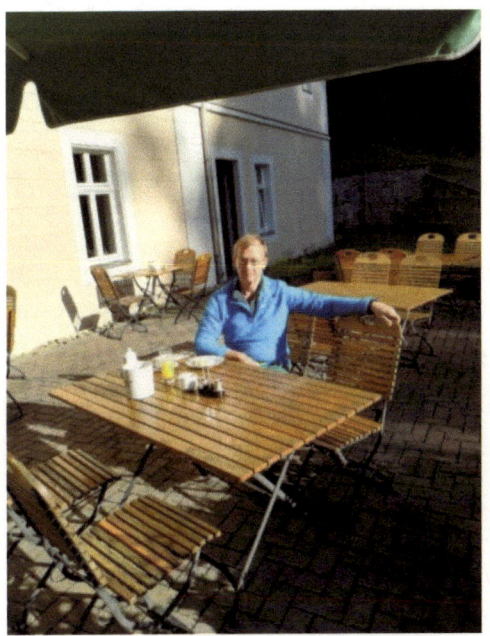
ten, der bis vor Kurzem noch für Schatten ge‑sorgt hatte. Es deutet sich an, richtig heiß zu werden. Vor ein paar Ta‑gen, da war das noch anders, da konnte man von hier aus die Sonne zu Beginn des Frühstücks erst in Ansätzen über den Hang blinzeln sehen; dann aber auch staunen, wie schnell sie höher wanderte und wie es warm wurde auf der Ter‑
rasse, ‚meiner' Terrasse, denn eigentlich saß ich hier drau‑ßen immer allein. Ein ‚wehmütiger Blick zurück.'
Zwei Frauen diskutieren hier im Dekora-Haus (Bild) neben

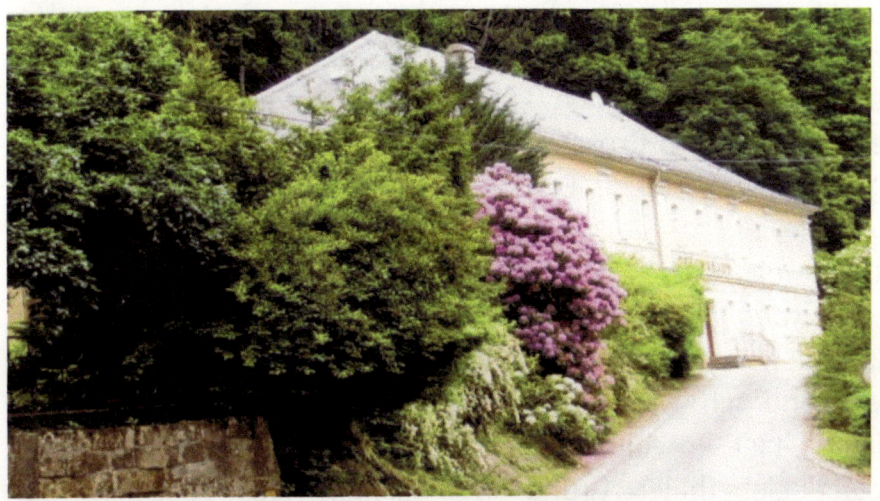

dem Rhododendron hin und her, können sich nicht eini‑gen, ob sie draußen oder drinnen frühstücken wollen. Und

als sie sich dann für draußen entscheiden, geht die Diskussion weiter; dann geht's nämlich auch noch darum, welcher Tisch wohl der beste sei – es gibt sechs davon und alle sind gleich gut; aber genau das meinte ich. *„Wollen wir lieber im Schatten oder lieber in der Sonne sitzen?"* Immer wieder Absprachen, Entscheidungen: was will ich, was will die andere?
Gemeinsamkeit zu gestalten ist schwierig, aber immer nur alleine sein Leben fristen, das geht irgendwie auch nicht. Oder wie das mein Vater mal meinte: „Verheiratet sein ist schrecklich, alleine sein noch schlimmer." Welche Lebensweisheit steckt wohl dahinter?
Die beiden Frauen sitzen jetzt draußen, jede hat so ihre Eigenart; Fruchtmüsli, geschälte Äpfel, ganz akkurat, zwei Löffel Joghurt, jede ist völlig ernst bei der Sache. Als wenn so was die wichtigste Handlung der Welt ist.
Drinnen kommt ein neues Pärchen zum Büffet, sehe ich zum ersten Mal. Beide mit komischem Gesichtsausdruck, beide verquollene Augen – sollte ich über sie nachdenken? Die Sonne sticht, die Butter schmilzt, ein Brötchen mit Honig, ein Stück Schwarzbrot, zwei Kaffee, zwei Glas O-Saft und etwas Rührei; ich könnte noch mehr essen, lasse es aber sein. Ein Brötchen zum Mitnehmen, acht Uhr, jetzt geht's los die letzte Etappe ruft.

Unterwegs sein – das Ende der Tour vor Augen
„Scheiden tut weh!" Neue, bisher nicht gehabte Gedanken kommen mir in den Sinn. Was ist, wenn man mich beklaut, während ich wandere, Laptop, Geld, Papiere; alles würde ich ja hier im Auto zurücklassen – ich rolle auf den Parkplatz Liebethaler Grund. Und siehe: Ruck zuck ist man schon nicht mehr so frei wie an den Tagen zuvor!

8:50 – Gespräch mit einem jungen Mann, er will hier mit anderen Freunden klettern. Und er wird zwischendurch ein Auge auf das Auto werfen, wunderbar, erleichternd – da hat mir das Schicksal mal wieder spontan einen ‚Helfer' geschickt. Und die Menschen hier wirken irgendwie so unverbraucht, so normal, so gerade heraus. Jetzt müsste ich mir keine Sorgen mehr um den Laptop machen – die ganzen Aufzeichnungen der letzten Tage, unbezahlbar, unwiederbringlich, wenn der Laptop geklaut werden würde.

Ein Blick auf die Hinweisschilder am Eingang zum Liebethaler Grund. Vor acht Tagen wusste ich überhaupt nichts damit anzufangen, jetzt schon. So studiere ich erst einmal am Pfahl die vielen angebrachten Schilder, die zum Beispiel zur Lochmühle, zur Lohmenklamm, nach Mockethal und Uttewalde, sowie zum Koordinatenstein hinweisen. Mit allen diesen Begriffen kann ich jetzt etwas anfangen, sie sind mir jetzt visuell geläufig, die Erinnerung ist sofort da. Freue mich auf das Wiedersehen mit diesen Orten. Bin aufgewühlt, gespannt - werde aber als einzigen dieser Orte heute wohl nur noch die Lochmühle wiedersehen.

Die ersten Meter, ach ja, die schwarz-grauen abgewetzten großen Wegplatten, vielleicht Basalt? Zumindest Sandstein ist es nicht – den würde ich erkennen. Hatte ich oft genug als Weguntzerlage bewundert. Links und rechts das Grün der Natur. An was erinnere ich mich wohl noch? Klar, an den lebendigen Bach mit Namen Wesenitz, und da würde auch bald die Brücke mit ihrem Halbbogen folgen; hatte ich natürlich beim ersten Mal fotografiert, fotografiere ich auch jetzt wieder, mal sehen, ob man später Unterschiede auf den Bildern erkennen kann.

Der Weg ist matschiger als letztes Mal, und ich habe auch nicht mehr die schweren Wanderschuhe an. Vögel, Stille, nur das Wasser rauscht, ich nähere mich dem Wehr. Mir tut das rechte Knie weh, eigentlich ein altbekannter Schmerz, zu vernachlässigen – aber schon nach so kurzer Zeit? Wahrscheinlich, weil ich jetzt nicht mehr meine hohen Wanderschuhe an habe.

„*Wandern macht das Leben intensiv.*" Was erkenne ich wieder? Vertraut ist mir, wie sich die Sonne auf dem Wasser spiegelt, an dem Wehr vorbei, wo ich damals den Vater mit den zwei kleinen Kindern geknipst habe, vorbei am monumentalen Wagner-Denkmal, hat für mich keine besondere Bedeutung, was hatte der noch komponiert?

Und jetzt durch den großen Torbogen der Lochmühle hindurch, der sich über den Weg spannt. Ach ja, die wird renoviert, ein Baugerüst und dann die erste steile Passage, die Stelle, wo ich am ersten Tag im Sog der Männergruppe schon am Abzweig vorbei war und wo uns dann oben am Ende des Aufstieges klar wurde, dass wir fast falschgegangen wären. Erinnerungen, eingebrannt, als wäre es erst gestern. Aber wirklich – die Position des Schildes mit der Richtungsänderung ist nur zu erahnen, ohne die Männer wäre ich weitergegangen, auf falscher Spur (...) und jetzt, jetzt spüre ich in mir, dass die Zeit für's Zurückgehen gekommen ist, 9:20 – jetzt genau hier, hier an dieser Stelle, hier ist ein guter Ort um auszusteigen – meine Sehnsucht nach Wandern und bewusster intensiver Naturerfahrung scheint langsam gestillt. Ich werde hier umdrehen, auch wenn mir der Hals eng wird, wenn ich merke, wie die Traurigkeit mehr wird – das nennt man wohl ‚Abschiedsschmerz'. Man nimmt Abschied, und das tut weh. Zum Glück hatte ich mich gestern schon für diesen Weg des Verabschiedens entschieden, so fällt er zumindest nicht so radikal aus, als wäre ich gleich nach Hause gefahren.

Ich gehe zurück, langsamer als vorhin. Noch mal alles aufsaugen, bald bin ich hier weg, wieder in der Zivilisation.

Das Geländer, die Wesenitz, zwei Angler – hatte ich vorhin gar nicht bemerkt. An der Seite die steilen Felswände, noch mal anfassen. Sie riechen. Runterfallende Wassertropfen mit den Augen verfolgen, kleine Fische an ruhigen Gewässerstellen beobachten. Jetzt noch vorbei am Wagner-Monument – ist für mich unwichtig, ist ja schließlich keine Natur (...)

Aber halt, was stand da auf dem kleinen Schild an der Eisenstange vor dem Wagner-Denkmal? Ich hatte das grüne Schild mit weißer Druckschrift nur mit den Augen gestreift: *„Sie hören von: Richard Wagner LOHENGRIN Prelude."* Ein offizielles Schild! Mein erster Gedanke: Vielleicht spielen sie hier ja zu besonderen Anlässen Musik. ‚Lohengrin' – das kannte ich zumindest vom Namen her, würde wohl eine Oper sein.

Ich war schon ein paar Meter vorbei, aber irgendetwas sagte mir, noch mal zurückzugehen zu dem Schild, ich hatte doch Zeit. Den Sinn des Schildes untersuchen. Wieso steht da, man würde Richard Wagner hören? Ist doch paradox. Ich höre überhaupt nichts! Nur die Natur und meine Schritte auf matschigem Untergrund.

Aber die innerliche Eingebung meinte scheinbar wirklich, ich solle noch mal zurück – die Situation am Schild und seine vermutete Unlogik untersuchen. Quizfrage: ‚Woher kommen unsere Gedanken, unsere Ideen'? Diese Frage hatte ich ja vorgestern schon mal erörtert, ohne Resultat, versteht sich. Noch so ein Gedanke, vielleicht ist das Schild ja eine Aufforderung und vielleicht könnte man einen Schalter oder Knopf drücken, und dann würde womöglich aus den versteckten Lautsprechern dort oben irgendwelche Musik ertönen.

Aber nein, einen Schalter gab es nicht – hätte ich gesehen, jetzt also los! Die Rückfahrt wartet. Komisch, jetzt hal-

te ich tatsächlich noch mal an, gehe erneut zu der Stange mit dem Schild zurück. Wer im Himmel hat mich denn noch mal zurückgeschickt? Ich untersuche noch mal ganz intensiv die Rückseite der Eisenstange unterhalb des Schildes. Da sind zwei, drei Nieten, aber die bedeuten auch nichts, lassen sich nicht drücken. Eigentlich schade.
Verflixt, ich hatte schon die leise Vorfreude auf eine Überraschung fast aufgegeben, hätte ihn erneut fast übersehen, wollte mich erneut abwenden – da fühle ich, ganz versteckt auf der Rückseite, ein winziger Eisenknopf hebt sich kaum von der Eisenstange ab, etwa so groß wie eine Ein-Cent-Münze. Und tatsächlich, der lässt sich etwas reindrücken. Aber es passiert trotzdem nichts, na gut, jetzt aber weiter. Das Auto ruft!
Bin schon wieder einige Meter weg, da höre ich es, gehe ein viertes Mal zurück, halte mich an der Eisenstange etwas fest, mir ist fast taumelig zumute – am Anfang setzt die Geigenmusik nur ganz zart und leise ein, fast hätte ich sie aufgrund der Wind- und Wassergeräusche überhört (...) Und dann stehe ich da, bin total ergriffen vom Zauber dieses Augenblicks, Sonnenstrahlen fallen schräg durch die Blätter und spiegeln sich im Wasser. Mir kommt in den Sinn, ich muss jetzt irgendwelchen unsichtbaren Helfern, irgendwelchen Elfen oder Feen hier im Zaubertal „*Danke*" sagen. Wer von ihnen hatte mir bloß diese wunderbare Idee eingepflanzt? Es ist einfach zu schön. Das Wasser rauscht, plätschert, zischt - aber es klingt jetzt anders, vermischt sich mit den Klängen der Musik - total ergreifend, ich sollte bleiben, verweilen (...)
Ich war heute schon den ganzen Morgen dicht am Wasser gebaut, aber jetzt konnte ich nicht mehr an mich halten. Diese zarte Geigenmusik, die Töne des Wassers, ich allein

mit mir und dem Paradies – so ergriffen war ich wohl noch nie, die Tränen liefen und liefen.

Immer noch Lohengrin, das Prelude dauert fast zehn Minuten; da kommt eine Gruppe hoch, ob das für die jetzt der erste Tag auf dem Malerweg ist? Die halten auch an und lauschen, ihr Glück; Ohne mich hätten sie das nicht erlebt. Genau wie wir alle am ersten Tag, wir, die „Getriebenen", die von der Hektik des Alltags geprägten, wir, die wir das Tempo so toll finden, für die Geschwindigkeit keine Hexerei ist, wir, wir hatten das nicht erlebt und die kleine Gruppe hätte das auch nicht erlebt. Aber im Gegensatz zu mir haben sie keine Zeit, sie gehen weiter, ich bleibe zurück mit meinem Wagner (...) und jetzt klingt die Musik mit einem dezent donnernden Crescendo, oder wie das heißen mag aus - am Ende, klingt leise aus. Klingt immer noch aus, noch immer – die Geigenklänge scheinen gar kein Ende nehmen zu wollen. Diese Geigen, wie sie sich mit den Stimmen der Natur vermischen, wie sich die Töne des Wassers und des Windes mit den Tönen der Musik vermischen, wie die Musik immer leiser wird und am Ende nur noch die Geräusche der Umgebung übrig bleiben – nun bin ich wirklich allein mit mir, mit mir im Reinen.

Angesichts dieser letzten tiefen spirituellen Erfahrung stelle ich mir die Frage: *"Ist Geschwindigkeit vielleicht doch Hexerei?"* und dann schließt sich ein zweiter Gedanke an, *"Ob schluchzen von Schlucht kommt?"* – dies würde zumindest zu meinem augenblicklichen Gemütszustand passen. Der Abschiedsschmerz ist nicht schön, aber er tut auch gut, denn er sagt mir in diesem Augenblick, ich schreibe auf jeden Fall meinen Psycho-Reiseführer, ein Erlebnistagebuch und ich werde wiederkommen. Vielleicht auch schon bald.

Abschlussgedanken
„Jedem Anfang wohnt das Ende inne .."

War es das, worauf diese ganze Wanderung hinauslief – auf das Erleben dieser mystischen Naturerfahrung? Diesem Erleben von Einheit, von sich zugehörig fühlen, Eins-sein mit sich und allem? Und auch von der Wunderbarkeit, von der Einzigartigkeit des Abschied-Nehmens?

Und würde man diesen Moment nicht auch auf das Phänomen des Todes übertragen können. Auch hier sprechen viele Traditionen davon, das ganze Leben sei nur die Vorbereitung auf das Sterben, den Tod, den Übergang in eine körperlose Welt?

Nur, wann das sein wird, wissen wir nicht. Deshalb zum Abschluss dieser spirituellen Reise die Aufforderung: Was dir wichtig ist, solltest du nicht aufschieben, man kann die Zeit nicht zurückdrehen. Also nutze sie, solange du sie hast. Verschiebe, was dir auf dem Herzen liegt nicht auf Morgen. Die Zeit kommt nicht zurück, zumindest nicht in diesem Leben. Und wenn es dumm läuft, dann kommst du zu spät.

Und so sind auch die Entstehungsumstände dieses Buches abgelaufen. Knapp fünf Wochen nach meiner Tour war das Buch bereits im Druck und ich hoffe, es wird andere Menschen anregen, sich ebenfalls auf die Suche zu begeben; wonach? Zum Sinn des Lebens, nach sich selbst, ich kann euch das nicht sagen, einfach losgehen, mit der Suche beginnen. Mal sehen, was sich für jeden von euch daraus entwickelt.

„Der Schlüssel all' der Herrlichkeit, der liebsten mir auf Erden,
denn nimmermehr wird weit und breit, ein Ort mir lieber werden."
(Vers aus dem Gedicht von Hugo Lissauer – Seite 3)

Über den Autor:

Eckart Warnecke (Jg. 1954)
Verheiratet, vier Kinder
Niedergelassener Psychotherapeut in eigener Praxis
Mehrfacher Buchautor und Essayist
Mitglied im Aufsichtsrat des Handball-Sport-Verein Hamburg

Wandern als Meditation – „Der Malerweg" (Ein Erlebnistagebuch)
(1. Auflage 7/2017) TAO.de-Verlag

(in Vorbereitung Ende 2017) Wiekra-Verlag
Wandern als Meditation – „Der Malerweg" (Als Bildband)

(in Vorbereitung 2018)
Wandern als Meditation – Wandern im Herbst
Wandern als Meditation – Von München nach Venedig

Kontakt:
Büro „Zeit-für-Dich Zentrum"
Infos über geplante Wanderungen und Unternehmungen, Bücherverkauf
Marderhof 17; in: 29525 Uelzen
Tel.: 0581-3896378   (Fax: 0581-77994)
Mail: information@eckart-warnecke.de

Homepage: www.eckart-warnecke.de
Facebook: Psych. Praxis Eckart Warnecke
Twitter: Eckart Warnecke

(Die allgemeinen Daten habe ich der Info-Broschüre des Tourismusverbandes Sächsische Schweiz entnommen, die überall kostenlos zu erhalten ist. Das Gedicht über die Sächsische Schweiz von Hugo Lissauer ist aus dem Internet.)

Ort der Unterkunft

Im Text habe ich ja bereits mehrfach darauf hingewiesen, wie empfehlenswert ich es finde, sein Domizil in Bad Schandau oder zumindest in einer Ortschaft an der Elbe aufzuschlagen. Von hier aus kommt man nicht nur sehr gut zu jeder Tagestour, sondern man hat auch die Möglichkeit, Sauna und Therme zu besuchen, eine Elbflussfahrt zu machen und vieles mehr.
Und da ich dort auch immer wieder mein Quartier beziehen werde, hier für Interessierte die Adresse:

Pension Villa Anna & Hotel Dekora-Haus
Kirnitzschtalstraße 85 & 87
01814 Bad Schandau
Kontaktinfo Volker Hempel
Telefon: 035022 42497
Telefax: 035022 43509
e-Mail: post@hotel-dekorahaus.de
e-Mail: pension-villa-anna@t-online.de

(Ich habe mit Herrn Hempel vereinbart, dass jeder Gast, der sich direkt aufgrund dieses Buches bei ihm anmeldet, von ihm 5 % Rabatt auf den Zimmerpreis erhält. Vielleicht sehen wir uns ja auch mal dort.)

*„Und unten an der Elbe Strom, mein Schandau, reizumflossen,
wie ein idyllisches Phantom, von Anmut übergossen."*
(Vers aus dem Gedicht von Hugo Lissauer – Seite 3)

Ein Witz zum Abschluss muss sein:

In einem noblen Hotel-Restaurant sitzen einige Herren bei einem guten Glas Wein und unterhalten sich über die schönen Dinge des Lebens. Ein Engländer: "Für mich ist das Schönste, wenn ich sitzen an meine Kamin und rauche eine gute Pfeife Tabak. Dazu trinke ich eine gute Whisky und lese den Guardian." Ein Franzose: "Nun für mich ist das Größte, wenn ich abe eine schöne Frau bei mir auf die Chaise longue, übergieße schöne Frau mit Champagner und lecke ab schöne nackte Körper." Darauf fragt ihn ganz aufgeregt ein Sachse: "Sie! Müsschjöh! Gehd das ooch midd Bier?"

Bisher von mir erschienene Bücher: Die Bücher können im Buchhandel oder über den Autor erworben werden.

NEU ab 2016: Reiki – Der zweite Grad
(„Die Zukunft liegt in Dir")

Neuauflage: überarbeitet, aktualisiert, vier neue Kapitel

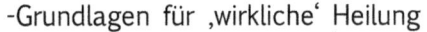

- Grundlagen für ‚wirkliche' Heilung
- Bedeutung des ‚positiven Denkens'
- Burnout – Behandeln und Vorbeugen
- Darmsanierung
- Reinigung von Wohnräumen
- Umwelt-Reiki
- Auflösung innerer Blockaden
- Karma-Bereinigung
- Energie-Dusche und Harmonisierung
- Behandlung von schweren Krankheiten
- Reiki bei Kindern
- Die Angst vor dem Tod überwinden

ISBN: 978-3-96051-425-1 **(Neuerscheinung 2016)** Preis: 12€

Reiki – Der zweite Grad (Das Original)

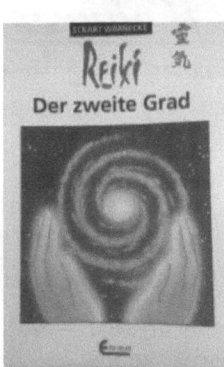

Eckart Warnecke geht auf die Grundlagen und Techniken ein und widmet sich dann dem großen Anwendungsspektrum von Reiki II:
- Fernreiki
- Darmsanierung
- Mental-Heilung
- Reinigung von Wohnräumen
- Reiki-Dusche
- Auflösung innerer Blockaden
- Karma-Bereinigung
  - Behandlung von schweren Krankheiten

ISBN: 3-8138-0410-0 (aus 2001)   Preis: 15€

Reiki in der Schwangerschaft

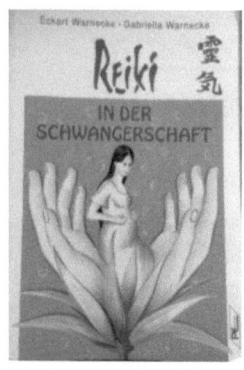

Was gibt es Aufregenderes und Schöneres im Leben einer Frau und eines Mannes, als ein Baby zu erwarten? Kaum etwas, was mehr Freude und Glücksgefühl, was aber auch Ängste und Unsicherheiten in uns auslöst, so dass wir oft recht hilflos sind. Reiki, die uralte Methode des Handauflegens, die uns mit der ›universellen Lebensenergie‹ verbindet, bietet werdenden Eltern eine ganz neue Möglichkeit, Krankheiten, Unpässlichkeiten und Beschwerden sowie auch die Entwicklung des Babys im Bauch und die Zeit danach positiv zu beeinflussen.

Dieses einzigartige Buch zum Thema Schwangerschaft und Reiki vermittelt einen Überblick, wie man sich mit Hilfe der Reiki-Kraft auf eine Schwangerschaft emotional einstimmen kann, wie man sich und dem Baby während der neuneinhalb Monate immer wieder Heilenergie zuführen und den Verlauf der Geburt erleichtern kann. Beide Autoren, selbst Eltern von vier Kindern, gehen auch auf die Anwendung von Reiki in Bezug auf das Stillen, auf Kinderkrankheiten, Kaiserschnitt und Rückbildung ein.

ISBN:3-8138-0370-8   (Erstauflage 1995)   Preis: 15€

Praxisbuch des Magischen Wohnens

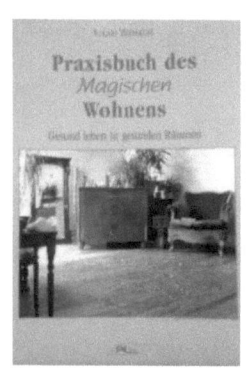

Verwandeln Sie Ihre Wohnung in einen Ort positiver Kraft, und schützen Sie sich vor negativen Energien, Erdstrahlen und Krankheiten. Schaffen Sie gesunde Räume durch Farben, Düfte und magische Symbole.

Dieses Buch ist ein wertvoller Leitfaden für Einsteiger, die mehr aus ihrer Wohnung machen möchten. Schritt für Schritt führt es Sie mit leichten praktischen Übungen ein in die acht Säulen ganzheitlichen Wohnens.

ISBN: 3-8138-0490-9   (Erstauflage 1999)   Preis: 15€

Feng Shui für Partnerschaft und Liebe

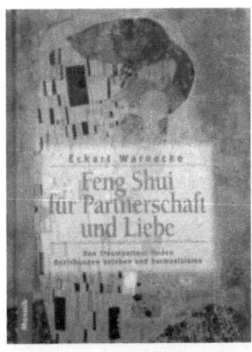

Neue Chancen für die Liebe!
Eine erfüllte Liebes- und Partnerschaftsbeziehung ist für die meisten Menschen Lebenswunsch Nummer Eins. Die chinesische Harmonie- und Energielehre kann dabei helfen, ihn zu verwirklichen. Dieser illustrierte Ratgeber vermittelt Feng Shui-Wissen anhand von Beispielen aus dem Alltag. Fragebögen und Analysehilfen gehen individuellen Problemen auf den Grund, für die der Diplompsychologe, Reiki- und Partnertherapeut Eckart Warnecke kompetente Ratschläge und ungewöhnliche, aber wirksame Lösungen anbietet.

ISBN: 3-576-11317-7 (Erstauflage 2001)   Preis: 15€

„*Wenn alles ganz anders kommt!*"

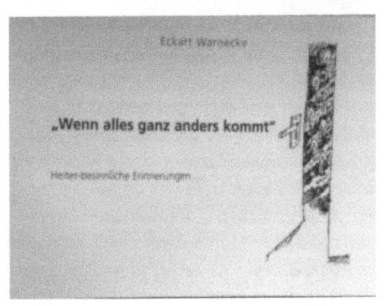

Leben mit Kindern ...
Unverhofft kommt oft!
Nur nicht zu viel erwarten,
denn vieles kommt anders, als man denkt.

Eine heiter-amüsante Kurzgeschichte über eine Ferienzeit in der Familie, die man nicht so schnell vergisst.
Spaß, Freude, Chaos – aber auch ein bisschen Ernst. Eben halt alles das, was der Alltag in einer sechsköpfigen Familie so mit sich bringt. Nicht nur für Eltern zum nachdenklichen Schmunzeln empfohlen, sondern auch etwas für die Angehörigen, für Omas und Opas – und nicht vergessen: für Kinder selbst.

Eigenverlag   (Erstauflage 2003 nur noch Restbestände, Preis: 10€

Fortsetzung ist geplant ...

Textauszug:

Selbstverwirklichung – Was ist das eigentlich wirklich?
(aus: Reiki-der 2.Grad „Die Zukunft liegt in dir")

(....) „Viele Menschen reden von „Selbstverwirklichung" und wissen im Grunde genommen gar nicht, was das ist. Sie haben ein unbestimmtes Gefühl, eine Art Verlangen, suchen danach, etwas zu tun, was Sinn macht, was sie weiter bringt – und was machen sie dann: manche Hausfrauen begannen zu arbeiten, manche Männer trennten sich, andere gaben ihre Berufe auf, ...
Aber Selbstverwirklichung heißt etwas ganz anderes: es beinhaltet das Wissen, dass unserer Seele ein Körper geschenkt wurde. Und diesen Körper können wir bewegen, wir können damit unsere Impulse ausleben – denn als rein geistige Instanz geht das nicht. Nur mit Füßen, die wir bewegen können, können wir in einen Wald gehen, nur wenn wir Augen haben, die wir lenken können über unseren Geist, können wir Blumen sehen und uns daran erfreuen – in ihnen die Liebe der Schöpfung entdecken. Mit unserem Mund können wir sprechen und mit unserem Gehirn können wir sogar über uns selbst nachdenken. Auch wenn wir das als selbstverständlich ansehen: wir sollten aufgrund dieser Möglichkeiten sehr dankbar sein.
Sich selbst verwirklichen heißt, wir haben durch das Geschenk unseres Körpers die Möglichkeit, Dinge zu tun, die zwar in uns angelegt sind, die wir aber ohne unseren Körper nicht tun könnten. Und diesen Umstand sollten wir uns viel intensiver immer wieder bewusst machen: Die Kostbarkeit dieser Existenz und unseres Daseins ist zu vergleichen mit den Sandkörnern am Ganges, ihre Zahl grenzt an die Unendlichkeit. Und so viele Sandkörner es gibt, so viele Lebewesen gibt es auf der Erde, egal ob Amöbe, Insekt, Säugetier oder Mensch. Nimmt man jetzt eine Handvoll Sandkörner davon, so entspräche das in etwa der Menge der gesamten Menschheit. Und wenn man jetzt nur diejenigen Sandkörner nimmt, die sich unter dem Fingernagel des linken kleinen Fingers befinden, so hat man die Menge an Menschen auf der Welt, die sich mit sich, ihrem Bewusstsein sowie ihrer Spiritualität beschäftigen. Du siehst also, welches Glück du hast, dass du dich an diesem Punkt der Erde in diesem Körper und mit allen diesen Möglichkeiten hier befindest.
Also sei dir bewusst, dass das jetzige Dasein wirklich extrem kostbar und außergewöhnlich ist und dass du es nicht unnötig vergeuden solltest, indem du nach Äußerlichem strebst, wie etwa einem Haus, einem Auto, dem nächsten neuen Handy, einem teuren Whisky, einem neuen Partner, neuen Klamotten und vielem mehr. Mache dir außerdem bewusst, dass wir unser Glück auch nicht von anderen Menschen abhängig machen sollten („neue Liebe" oder Ähnliches), sondern dass wir Freude und Glücksempfinden in uns selbst und aus uns selbst erzeugen sollten, um das Leid zu überwinden und da bietet sich natürlich die Nutzung der Reiki-Kraft als wundervolle Methode an – sie ist bei guter Nutzung etwas Bleibendes, etwas, was dir keiner wegnehmen kann.
Wie vergänglich das Leben ist, sieht man sehr gut daran, wie schnell ein Smartphone heute alt ist. Hatte man gerade letztes Jahr unbedingt das neuste „So-und-so" besitzen „müssen", so ist es in diesem Jahr fast schon veraltet und wir müssen schon wieder den Gedanken in uns bekämpfen, ein neues haben zu wollen. Dahinter steckt die Problematik der Anhaftung an die Dinge oder anders gesagt: die sinnliche Begierde. Erinnere dich: Begierde ist eines der drei Grundübel für Leid und gehört außerdem zu den fünf Hemmnissen, die verhindern, dass wir unsere Persönlichkeit weiterentfalten und glücklich werden.
Die anderen vier Hemmnisse sind: Übelwollen oder Zorn, Trägheit und Mattigkeit, innerliche Unruhe sowie Zweifel, ob der eingeschlagene Weg der richtige ist. Um aber auf deinem Weg der Selbstfindung und Selbsterkenntnis voranzukommen, musst du aufpassen, dass du nicht von den Hemmnissen am Vorwärtskommen gehindert wirst. Und deshalb lehrte der Buddha schon vor 2600 Jahren für jeden Aspekt der Hemmnisse auch ein Gegenmittel. Das ideale Gegenmittel für sinnliche Begierde ist Nachdenken und Bewusstmachen von Vergänglichkeit, das Gegenmittel gegen Zorn ist die Entwicklung von Mitgefühl, gegen Unruhezustände hilft die Meditation auf ruhige Objekte wie einen Bergsee, gegen Mattigkeit hilft der täglich zu erneuernde Vorsatz, sich noch motivierter um seine Weiterentwicklung zu bemühen und gegen Zweifel hilft die vertiefte Lektüre der alten Schriften" (...)

Textauszug:

Vom Wesen der Vergänglichkeit

(aus Reiki-der 2.Grad „Die Zukunft liegt in dir")

„Herr, lehre uns bedenken, dass wir sterben müssen,
auf dass wir klug werden."
(Bibel, Psalm 90, Vers 12)

(...) „Am Ende steht der Tod. Vielen Menschen macht dieser Umstand Angst, sie versuchen den Gedanken an die Begrenztheit ihres Lebens von ihrem Bewusstsein fernzuhalten. Der Buddhismus spricht von zwei endgültigen Wahrheiten. Die erste ist: Wir werden sterben und die zweite ist: Wir haben keinerlei Ahnung, wann das genau sein wird. Aus diesem Grunde habe ich mich auch dafür entschieden, dieses Thema aufzugreifen und ans Ende des Buches zu stellen. Leben heißt im Grunde genommen nichts anderes, als dass wir uns bereits ab dem Zeitpunkt unserer Geburt in großen Schritten unserem Ende nähern. Da aber unsere Existenz ein kostbares Geschenk ist, sollten wir die Zeit, die wir auf dieser Erde haben, auch nutzen.

‚Tod' gilt gemeinhin als das Schwinden und letztendliche Verlassen der Lebenskraft, die auf Mensch oder Tier beschränkt ist. Wenn du zu denjenigen unter uns gehörst, die den Umstand, eines Tages nicht mehr da zu sein, für sich zugelassen und akzeptiert haben, dann kannst du hier schnell weiterlesen. Wenn du aber zu denjenigen gehörst, die große Schwierigkeiten mit dem Thema Tod haben, dann nähere dich diesem Text nur in kleinen Schritten. Zum Beispiel, indem du an die zweite Reiki-Lebensregel denkst: „Gerade heute sorge dich nicht!" Oder indem du eine Weile die Augen schließt und an die Zeit denkst, die vor dir liegt. Dabei brauchst du gar nicht an irgendetwas Bestimmtes zu denken, gib' dich ganz einfach deinem Geist hin.

Wenn du diesen Vorgang noch ein wenig intensiver gestalten möchtest, dann stimme dich in Fern-Reiki ein und lenke den Reiki-Strahl völlig unbestimmt in Richtung deines weiteren Lebensweges und lass' die Energie fließen. Diese Technik wird dir dreierlei positive Wirkung bringen: erstens merkst du, wie viel Weite noch vor dir liegt, zweitens verlässt du deine innerliche Begrenztheit und lässt auch angstbesetzte Impulse zu und drittens bewirkst du eine Verringerung von Hindernissen auf deinem zukünftigen Weg. Das heißt, du gibst dich dem Fluss des Lebens hin, anstatt gegen die Strömung anzukämpfen.

Todesbetrachtungen und Reiki als Wachstumsprozess

Der Tod stellt also einen Bereich im Kreislauf der Existenz dar, auf den wir uns seit unserer Zeugung mit jedem Schlag unseres Herzens zu bewegen. Auch wenn wir uns am liebsten mit allem anderen beschäftigen möchten, so bleibt der Tod doch ein unausweichliches Ereignis. Ein Ereignis, dem gegenüber wir uns im Verlauf unseres Lebens lieber öffnen sollten, als es zu verdrängen. In unserem Innersten nehmen wir an, dass unser Tod erst in ferner Zukunft irgendwann einmal bevorstehen wird. Und so leben wir zumeist in den Tag hinein, ohne uns ernsthaft mit diesem Thema zu beschäftigen. Gerade wenn wir aber innerlich frei werden wollen, sollten wir nie den Aspekt des Sterbens gänzlich ausklammern. Denn wir können jederzeit damit konfrontiert werden. Entweder, indem jemand stirbt, der uns nahe steht oder den wir selbst behandelt haben oder dass es jemanden aus unserem Familien- oder Verwandtschaftsbereich trifft. Nur jemand, der sich aktiv mit dem Thema Sterben auseinander gesetzt hat, wird in so einem Fall auch angemessene Hilfestellung leisten können. Dies gilt sowohl für die Verwendung von Reiki wie auch für die menschliche Begleitung und Anteilnahme.

In einer Zeit, in der das Thema ‚Tod' weitgehend aus dem gesellschaftlichen Blickpunkt verdrängt wird, in der Sterben oft hinter geschlossenen Mauern fernab von den Angehörigen stattfindet, sollten wir uns darauf besinnen, was der Tod wirklich bedeutet. Tod lässt sich nicht allein mit Ende gleichsetzen. Er stellt auch einen Neuanfang dar. Während der Körper zu zerfallen beginnt, leben Seele und Geist ihrerseits weiter" (...)

Textauszug:

Reiki und Psyche

(aus: Reiki – der 2.Grad „Die Zukunft liegt in Dir")

(....) „Das Wort „Psycho" begegnet uns immer öfter. Und dennoch wird es von vielen Menschen mit etwas Negativem und Anormalen assoziiert. *„Ich bin doch nicht verrückt – da müssen doch bloß Leute hin, die nicht so ganz richtig im Kopf sind."* Solche und ähnliche Vorurteile hört man landauf, landab, wenn man jemandem empfiehlt, aufgrund von Schlafproblemen, innerer Anspannung oder Depressionen einmal einen Psychologen oder Psychotherapeuten aufzusuchen. Woher kommt bloß die Angst vor allem Psychischen?

Geht man nicht umgehend zu einem Fachmann, der einem nach einem Unfall das Bein in Gips legt, wenn es gebrochen ist? Warum sollte es da nicht ganz logisch sein, ebenfalls zu einem Fachmann zu gehen, wenn die Psyche angeknackst ist? Psychische Faktoren lassen sich bei der überwiegenden Zahl aller Erkrankungen finden. Und dennoch wird zumeist so behandelt, als ob nur der Körper krank wäre und dieser möglichst schnell wieder funktionstüchtig gemacht werden müßte. Dabei wird regelmäßig vergessen, dass der Mensch sowohl aus Körper wie aus Psyche und Geist besteht. Und das, obwohl spätestens seit Freud bekannt sein sollte, wie eindeutig die Psyche den Körper beeinflusst.

Nehmen wir nur einmal das Beispiel Angst: auf Angst reagiert unser Körper mit einer Vielzahl unterschiedlichster Symptome: Herzklopfen, Herzrasen, beschleunigte Atmung, nasse Hände, Kribbeln an bestimmten Körperstellen, es wird einem heiß oder auch kalt, wir verspüren Übelkeit oder Magendruck und wollen weglaufen. Aber auch umgekehrt kommt es zur Beeinflussung. Sind wir zum Beispiel erkältet, so macht uns nichts mehr Spaß. Wir wollen Ruhe haben und alleine sein.

Die Psychosomatik („Psyche" heißt „Seele" und „Soma" heißt „Körper") versucht, einen Zusammenhang zwischen beiden Bereichen herzustellen. Wenn zum Beispiel ein bestimmtes Organ erkrankt ist, so wäre zu überprüfen, ob anlagebedingte Organschwäche, ein familiär bedingtes Erkrankungsmuster oder eine spezielle Art von Konflikt dafür verantwortlich ist. Wichtig ist aber sicherlich auch die Lebensgeschichte. Wir finden bestimmte Reaktionsweisen und Symptome, die mit Körpererfahrungen aus der frühesten Kindheit verknüpft sind.

Und schließlich ist es gerade für ganzheitlich denkende und arbeitende Therapeuten von Bedeutung, welche Mitteilung uns der Körper mit Hilfe der Organsprache geben will.

Wollen wir mit Reiki bestimmte Organe behandeln, so bietet sich eine Kombination aus Kontaktbehandlung gemäß dem ersten Grad und der Mentalarbeit unter Verwendung von Techniken des zweiten Grades an. Mit dem ersten Grad decken wir dabei die körperliche, mit dem zweiten Grad die psychische Ebene der Erkrankung ab." (....)

Bilderverzeichnis:

S. 1   : Blick auf die Falkensteine
S. 4   : Bus 252 von Schmilka nach Bad Schandau
S. 8   : Abstieg über Holztreppen hinter der Bastei
S. 15 : Abendstimmung Elbanlager Bad Schandau (farbig)
S. 29 : (oben) Start am Halt Liebethaler Grund (farbig)
          (unten) Wanderweg entlang der ‚Wesenitz' (farbig)
S. 39 : Auf der berühmten Bastei beim Luftkurort Rathen
S. 51 : (oben) Aufstieg ‚Bärengarten' bei Hohnstein (farbig)
          (Mitte) Treppen bei Waitzdorf (farbig)
          (unten) Panorama an der Ochelaussicht (farbig)
S. 56 : Blick über's Hinterland
S. 69 : der ‚Kuhstall' beim Lichtenhainer Wasserfall
S. 81 : (oben) Wegweiser bei der ‚Mühlschlüchte' (farbig)
          : (Mitte) Wandern durch einen „Waldtunnel" (farbig)
          : (unten) Abstieg vom ‚Großen Winterberg' (farbig)
S. 123 : der ‚Wandernde' braucht auch mal eine Pause ..
S. 137 : das Domizil Dekora-Haus in Bad Schandau
          (oben) auf der Terrasse
          (unten) Hausansicht mit Rhododendron-Gebüsch

Sehr geehrte Leserin, sehr geehrter Leser,
ich möchte mich bedanken dafür, dass Sie dieses Buch gelesen haben und hoffe, dass Ihnen das Lesen genauso viel Freude gemacht hat, wie mir, als ich das Buch im Sommer 2017 erstmals fertig gestellt habe.
Mit freundlichen Grüßen von **Eckart Warnecke**